약국에서 바로 쓰는
한방과립제
30처방 활용법

저자 정연홍

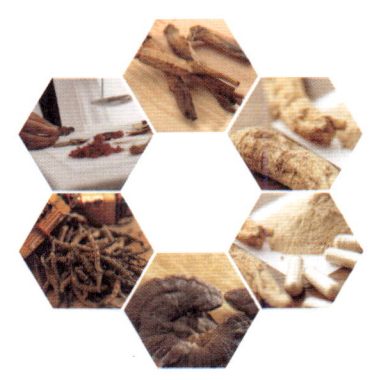

약국 임상으로 검증된 한방과립제 30가지 바로 쓰기

양약으로 부족할 때 한방으로 답을 찾는다

초보 약사부터 임상가까지 책상 옆에 두는 한방 참고서

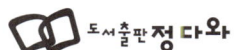
도서출판 정다와

약국에서 바로 쓰는
한방과립제 30처방 활용법

저자 정연홍

목차

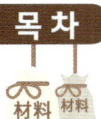

※ 본서에 실린 한약재 사진은 대한약전 생약규격집 홈페이지에서 가져온 것임을 알려드립니다.

가족 건강 지키려 한약학과 입학, 그 자체에 감동

이종대 | 상태의학연구소

우리는 의학이 눈부시게 발전한 현대사회에 살고 있습니다.

특히 우리나라의 의료 수준은 세계적으로도 결코 뒤쳐지지 않는 높은 수준에 이르렀습니다. 그럼에도 불구하고, 뛰어난 현대의학만으로는 해결되지 않는 질환과 증상들이 여전히 존재하며, 약국을 찾는 환자들 중에도 양약 치료만으로는 충분한 도움을 받기 어려운 경우를 종종 마주하게 됩니다. 또한 특별한 질환이 없더라도 체력이 허약하거나, 전반적인 불편감을 호소하는 분들의 경우에는 단순한 증상 완화가 아닌 몸 전체를 보강하며 치료하는 접근이 필요합니다. 이러한 상황에서『약국에서 바로 쓰는 한방과립제 30처방 활용법』에 수록된 간편하면서도 검증된 한약 처방들은 약국 현장에서 매우 실질적인 대안이 될 수 있을 것입니다.

정연홍 선생님께서는 오랜 임상 경험을 통해 양약만으로 해결하기 어려운 다양한 질환들에 대해 간단하면서도 효과적인 한약 처방으로 새로운 길을 제시해 주고 계십니다. 이 책은 그 경험과 통찰을 집약한, 현장에서 바로 활용할 수 있는 귀중한 길잡이라 할 수 있습니다.

가족의 건강을 지키고자 늦은 나이에 다시 한약학과에 입학하여 끊임없는 노력과 연구를 이어온 정연홍 선생님의 여정은 그 자체로 깊은 감동을 줍니다. 그 과정에서 얻은 소중한 자료와 치험례들을 자신만의 성과로 남기지 않고 후배들과 기꺼이 나누고자 공개한 점에서 선생님의 학문적 태도와 인품에 존경심이 절로 생깁니다.

함께 나눌 때 함께 성장할 수 있고, 지식이 쌓일수록 고통받는 환자들은 줄어든다는 믿음 아래, 『약국에서 바로 쓰는 한방과립제 30처방 활용법』은 동료와 후학들에게 든든한 길잡이가 되어 줄 것입니다. 또한 이 책을 통해 그동안 지나칠 수 있었던 많은 환자들의 고통에 한 걸음 더 다가가 귀 기울일 수 있게 되고, 자연스럽게 환자의 만족도 또한 높아질 것이라 확신합니다.

특히 부친의 암 투병 과정에서 한약을 통해 위기를 넘기고 건강을 회복하도록 도왔던 경험, 무릎과 발등의 부종 및 혈뇨로 고통받던 부친을 위해 끊임없는 연구 끝에 과루구맥환을 찾아내어 병증을 완화한 사례는 의학적 의미를 넘어 깊은 울림을 줍니다. 이 치험을 통해 저 역시 과루구맥환이라는 처방을 다시금 깊이 공부하게 되는 계기가 되었습니다.

또한 사춘기 시절 감정 기복으로 힘들어하던 딸에게 시호소간산을 활용해 정서적 안정을 도와주고 학업에 집중할 수 있도록 이끌어 준 이야기는 한약이 지닌 따뜻한 힘과 가치를 다시금 느끼게 해줍니다. 이처럼 한약은 가족을 지켜주는 든든한 동반자이자, 임상가에게는 더없이 소중한 보물과도 같은 학문임을 실감하게 합니다.

약사와 한약사들이 졸업 후 약국 현장에서 환자를 만날 때, 즉각적인 효과가 필요한 경우에는 양약을 활용하되 양약만으로 부족한 부분은 한약으로 보완하고, 병후·노쇠·허약과 같은 현대의학에서 다루기 어려운 영역까지 폭넓게 아우를 수 있다면 혼자 치료의 깊이는 한층 더해질 것입니다. 정연홍 선생님은 이러한 임상적 가능성을 간편하고 실용적인 한약 처방으로 아낌없이 제시해 주고 계십니다.

저는 정연홍 선생님과 함께 공부해 온 등반자로서, 동료와 후배를 위해 헌신하는 그 모습에 깊은 존경과 자부심을 느낍니다. 이번에 출간된 『약국에서 바로 쓰는 한방과립제 30처방 활용법』이 임상에 목마른 약사·한약사, 그리고 한의학도들에게 든든한 길잡이가 되어 줄 것임을 믿어 의심치 않습니다.

반려동물 치료에도 한약의 유용함을 엿볼 수 있어

이윤호 | 임상태극학회 회장

아주 반갑고 기쁜 마음으로 추천사를 쓰게 되었습니다.

한방임상에서 특출한 재능을 보여주던 정연홍 한약사의 경험이 책으로 나온다고 하니 반갑고 기대가 되었습니다.

약국한방에 중요한 처방 30개가 이해하기 쉬운 설명과 직접 경험에서 나오는 식견을 통해 정리해서 한방약에 익숙하지 않은 초보자들에게 도움이 될 것입니다. 일단 어렵지 않은 설명과 누구나 한 번씩은 약국에서 마주칠 증상에 대한 한약의 적용을 볼 수 있어서 쉬우면서도 유용한 책이 되리라고 봅니다.

임상태극학회내에서도 매년 많은 한방임상 경험을 정리하여 치험례 형태로 자료를 만들어 주어 회원들의 임상공부에 도움을 많이 주었습니다. 이를 기억해 본다면 이 책이 금방 쉽게 쓰여졌다기 보다는 하루하루 경험하고 고심하여 결과를 만들고 이를 다시 정리하는 과정에 자연스럽게 만들어져서 세상에 나왔을 것입니다. 쉽게 읽히지만 쉽게 쓸 수 있는 글은 아니라서 저자의 노고에 깊은 감사를 드립니다.

마지막에 나오는 아픈 반려견과 한약에 대한 이야기는 일상적으로 애완견에게 적용되는 한약을 볼 수 있어서 반려동물의 치료에도 한약의 유용함을 엿볼수 있어 신선했습니다.

경험을 자료로 남기고 또 이렇게 책으로 만들어 한방약에 대한 이해와 적용을 널리 알리고자 하는 마음에 다시 한번 감사의 말씀을 드립니다.

한방과립제 처방을 깊이 있고 논리적으로 분석 정리

김정희 한의사 | 풀의우주한의원 원장

치료 방향이 잘 맞는 한방과립제는 임상 현장에서 때로 양약보다 빠르고 안정적인 효과를 보여 환자들에게 도움을 주는 경우가 많습니다.

한방과립제로 치료한 수많은 소화불량 환자들은 물론 타박상으로 진통제를 복용하며 소화기 부작용을 겪던 환자에게 당귀수산으로 통증 완화와 함께 소화불량이 해소되어 만족을 보였던 경험이 그렇습니다. 스트레스를 받을 때마다 안면부 피부 발진을 반복하던 환자에게 가미소요산이 피부 진정에 도움을 준 사례에서도 역시 한방과립제의 임상적 가능성을 볼 수 있습니다. 이러한 경험을 통해 자연스럽게 한방과립제에 대한 관심이 깊어지던 중 한약사 정연홍 선생님께서 한방과립제를 주제로 한 책을 출간한다는 소식을 듣고 반가움을 느끼지 않을 수 없었습니다.

정연홍 선생님은 각 처방을 깊이 있게 고민하며 논리적으로 분석해 체계적으로 정리합니다. 특히 그의 치료 사례들을 보면 약국이라는 시간적 제약 속에서도 환자의 상태를 정확히 파악하기 위해 핵심적인 질문을 던지고 과립제 조제 이후의 경과까지 기록하며 성실하게 고찰해 나가는 분임을 알 수 있습니다.

이 책은 다양한 한방과립제를 체계적으로 소개해 임상 접근성을 높이는 동시에 각 처방의 구성과 의미를 충실히 설명함으로써 처방의 적중도와 운용범위를 넓혀 줍니다. 한방과립제에 관심 있는 분이라면 한의원이나 한약국에 비치해 두고 필요할 때마다 펼쳐보게 될 실용적인 참고서가 될 것입니다.

약국 한약의 표준 교안으로 활용해도
손색없는 충실한 내용

김연흥 약사 | 경기도약사회 한약위원장

약국에서 사용할 수 있는 한약제제는 해가 갈수록 줄어들고 있습니다. 한약을 사용하는 약사가 감소하고 있으며, 제약회사 또한 경제성을 이유로 생산을 축소하고 있기 때문입니다.

한약을 공부하는 일은 외롭고 쉽지 않은 일입니다. 한약조제에 관한 학문은 오랜 세월 동안 다양한 언어와 이론으로 축적되어 왔기에, 강의나 책마다 설명 방식이 서로 다릅니다. 저 역시 처음 공부할 때 이 점이 가장 어려웠습니다. 깊이 공부하다 보면 표현만 다를 뿐 결국 같은 의미라는 것을 이해하게 되지만, 그에 이르기까지의 과정이 쉽지 않은 것도 사실입니다.

정연흥 한약사님은 제 오래된 친구입니다. 각자 다른 면허로 살아가고 있지만, 한약제제라는 공통의 관심사를 통해 한약에 대한 의견을 나누고 서로를 응원해 온 사이입니다. 연세대 공대를 졸업한 뒤 늦은 나이에 한약사의 길로 들어섰지만, 한약과 한방 이론을 깊이 있게 공부해 온 친구이기에 이제는 오히려 제가 더 많이 배우는 입장이 되었습니다.

어느 날 한약제제와 한약을 보다 진지하게 공부하고 임상에 적용해보고 싶다는 친구에게 "책을 한 번 내보면 어떻겠니?"라고 제안한 적이 있습니다. 이미 책을 집필해 본 경험자로서 그 과정이 얼마나 어렵고 지난한 일인지 잘 알고 있었지만, 친구의 한약을 대하는 태도와 축적된 경험, 그리고 수준 높은 임상이 더 많은 사람들에게 전해지기를 바라는 마음에서 나온 제안이었습니다. 며칠 뒤 도전해 보겠다는 답장을 받았고, 그렇게 이 책이 세상에 나오게 되었습니다.

이 책은 일반인부터 한약을 체계적으로 공부해 본 적 없는 새내기 약사들까지도 이해할 수 있도록 친절하게 구성되어 있습니다. 그렇다고 해서 내용이 결코 가볍지는 않습니다. 약국 한약의 표준 교안으로 활용해도 손색이 없을 만큼 충실한 내용을 담고 있습니다.

책은 평위산부터 사역산에 이르기까지 현재 약국에서 사용 가능한 한약제제 30종을 소개합니다. 각 장마다 해당 한약제제의 구성과 역할, 그리고 임상에서 실제로 어떻게 활용되고 있는 지를 구체적으로 설명하고 있어, 독자가 이해하고 바로 적용할 수 있도록 돕습니다. 이 책을 통해 임상에서 분명한 도움을 받을 수 있을 것입니다.

저자는 이 책을 통해 약업계가 한약제제에 다시 한 번 관심을 갖고, 중소 한방 제약회사들이 보다 다양한 제품을 생산할 수 있는 계기가 되기를 바라고 있습니다. 물론 쉽지 않은 길이겠지만, 이러한 작은 노력들이 쌓여 의미 있는 변화를 만들어 내기를 기대해 봅니다.

좋은 책을 만난다는 것은 근사한 일입니다. 정연홍 한약사님의 책은 좋은 책입니다. 많은 약사님들 그리고 한약사님들과 임상가들에게 도움이 될 것이고, 좋은 참고서로 사용되기를 바랍니다.

🎁 프롤로그

뜻밖의 제안

"친구야, 네 경험을 글로 옮겨 책을 내보면 어떻겠니?"

전혀 뜻밖의 제안이었습니다. 개국 7년 차 한약사로서 아직은 더 배우고 익혀야 할 것이 많다고 생각해 온 터라, 책을 쓰기에는 부끄럽고 부족하다는 마음뿐이었습니다.

한약사로서의 경력이 살아온 50년의 시간에 비하면 너무 짧다고 느껴져, 과연 내가 책을 내는 것이 맞을까 하는 의구심도 며칠 동안 머릿속을 떠나지 않았습니다. 그러나 이미 임상 경험이 풍부한 약사 친구의 격려와, 언젠가 삶의 비망록을 남기고 싶다는 개인적 바람이 겹쳐 서툴지만 글쓰기에 도전해 보기로 마음먹었습니다.

가족을 위한 시작

저에게 한약 공부는 가족의 건강을 되찾기 위해 늦은 나이에 시작한 여정이었습니다.

대학입학 후 여러 선생님과 선배님을 찾아다니며 좋다는 한약 처방을 배우기도 했지만, 정작 내 가족에게 꼭 맞는 약을 찾는 일은 생각보다 어려웠습니다. 현대 한약의 한계에 실망하던 시기에 빛처럼 나타난 스승님과 태극학회를 만났고, 이후 본격적으로 가족의 약을 연구하며 공부를 이어갔습니다.

공부가 깊어질수록 가족을 돌볼 수 있다는 자신감이 생겼으며, 막막하기만 했던 한약의 세계에서 한 줄기 희망을 보게 되었습니다. 지금은 가족뿐 아니라 가족 같은 이웃들의 상처와 통증을 한방의약으로 보살피고자 하는 마음으로 하루하루 약국을 운영하고 있습니다.

책에 담긴 내용

이 책은 가족과 이웃들에 관한 이야기입니다. 그들의 아픔에 관한 이야기가 아니라, 아픔을 이겨낸 뒤 미소를 되찾기까지의 과정에 관한 이야기입니다. 한방약은 환자의 증상을 보고, 듣고, 묻는 과정을 통해 그들의 생채기를 이해하고 회복을 돕는 약입니다.

약국에서 환자와 마주하는 짧은 시간은 깊은 고민을 하기에 넉넉하지 않을 수 있지만, 작은 공간에서도 환자의 표정, 말투, 호소, 몸짓을 세심하게 관찰하다 보면 적절한 처방을 고를 수 있습니다.

이 책에는 제가 그동안 환자들에게 맞춤형 한방제제를 제공하며 경험적으로 쌓아 온 실제 임상 노하우가 담겨 있습니다.

한방약 활용의 고충과 책을 통해 얻을 수 있는 것

양약과 달리 한방약은 처방서에 적힌 주치만 확인해 기계적으로 선택하는 약이 아닙니다. 환자의 병인과 체질을 파악하고, 그 사람의 신체 반응과 일상적 흐름을 이해하는 과정이 무엇보다 중요합니다.

물론 이 책만으로 모든 한방 처방을 완전히 마스터하기는 어렵겠지만, 한방약이 낯설고 어렵게 느껴졌던 분들께 실전적인 포인트를 제공하고, 약국 현장에서 한 번쯤 적용해 볼 수 있는 간접 경험의 기회를 드릴 수 있도록 했습니다.

감사의 글

이 책에 소개된 처방 설명은 제 개인적 의견만이 아니라, 이종대 선생님과 이윤호 학회장님을 비롯해 같은 길을 걷는 도반(道伴)인 많은 한약사님들과의 수많은 학술 토론을 통해 체득한 한방적 아이디어를 바탕으로 한 것입니다. 이 자리를 빌려 선생님과 학회 회원 여러분께 깊은 감사를 드립니다.

또한 한방에 무지했던 늦깎이 학생이 개국의 길로 나아갈 수 있도록 이끌어 주신 육창수 교수님과 왕약국 김영률 약사님께도 마음 깊이 감사드립니다.

마지막으로 미천한 지식과 경험에도 불구하고, 한약을 공부하는 약국을 운영한다는 이유만으로 집필 기회를 주신 정동명 대표님과 김연흥 약사님께도 감사의 마음을 전합니다.

평위산 平胃散

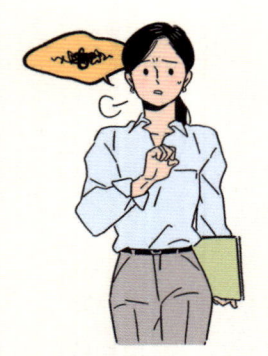

"속이 답답합니다."

"명치가 꽉 막힌 것 같아요."

"소화가 잘 안 되면서 두통이 있어요."

이렇게 말하며 약국을 찾는 사람들이 있습니다.

"언제부터 증상이 시작되셨나요?"라고 물어보면, "얼마 전부터 생겼는데 약을 먹어도 그때뿐이고, 오늘 아침을 먹고 나니 다시 재발했어요." 라고 대답하는 경우가 있습니다.

이럴 때는 평위산(平胃散)을 2~3일 복용하는 것만으로도 효능을 보는 사례가 많습니다.

평위산은 위장이 '슬러지(sludge)' 형태의 소화액과 음식물을 원활히 처리하도록 돕는 기능이 있어, 복용 후에는 "속이 훨씬 편해졌어요." "명치 막힌 느낌이 금방 나았어요." "소화가 되니까 머리 아픈 것도 사라졌네요." 와 같은 피드백을 자주 듣게 됩니다.

평위산의 구성 약재와 역할

평위산에 포함된 창출(蒼朮), 후박(厚朴)은 향이 강한 약재로, 한방 분류상 방향화습약(芳香化濕藥)에 속합니다. 이들은 위장의 습기를 말리고 연동운동을 촉진하는 역할을 합니다. 진피(陳皮)는 점도가 높은 성질의 담음(痰飮)을 제거하고, 습기에 젖은 위장을 건조시켜 음식을 섭취하기 전의 상태로 회복시킵니다.

그 외에 건강(乾薑), 대추(大棗), 감초(甘草)는 특유의 단맛을 내며 소량 포함되어 적게나마 탄수화물 형태의 에너지를 공급합니다. (원래의 평위산에는 생강이 들어 있으나, 현재 시판 한방 과립제에는 말린 생강인 건강이 사용됩니다.)

평위산의 기능- 위장의 습담 제거와 신축력 회복

인체에서는 타액, 위액, 장액 등의 소화액이 하루 최대 약 5L까지 분비됩니다. 1L짜리 우유 다섯 통이 위장으로 들어간다고 가정해 봅시다. 위장에서 이 액체가 제대로 흡수되지 않으면, 위는 대량의 액체를 담기 위해 평활근을 이완시켜 내부 공간을 팽창시켜야 합니다. 위장의 용적이 충분하다면 상관없지만, 평범한 사람이 위장을 오랫동안 풍선처럼 부풀린 상태로 유지하기는 어렵습니다. 이때 평위산을 복용하면 습담(濕痰)이 제거되어 위장이 신축력을 회복하고, 본래의 정상적인 크기와 기능으로 돌아갈 수 있습니다.

평위산의 한계와 임상 효용

평위산의 효과가 항상 만족스러운 것은 아닙니다. 평위산은 습(濕)과 담(痰)을 제거하여 위장 기능을 회복시키는 약이므로, 이미 염증이 심하거나 위 확장 상태가 오래 지속되어 조직 변형이 심한 경우에는 소화가 '잠시 되는 듯한 느낌' 정도로 제한된 효과만 나타날 수도 있습니다.

그럼에도 불구하고 만성 위염이나 식도염 환자에게도 평위산 과립의 제공이 낫다고 생각되는 이유는, 그분들이 소화불량, 식체(食滯)증상을 호소할 때 정제 형태의 소화제보다 더 빠른 위장 개선 효과를 보이는 경우가 많았기 때문입니다.

또한 병원에서 여러 약을 복용 중인 분들의 소화불량에도 평위산을 병용해 드라마틱한 효능을 본 사례가 다수 있습니다.

평위산이 잘 맞는 체질

평위산은 체내에 습이 많고, 위장이 쉽게 부풀어 더부룩함을 잘 느끼는 분들에게 적합합니다. 이런 분들은 식사 후 더부룩함, 복부 팽만, 소화 지연 등을 자주 경험합니다.

반대로 체격이 마르고, 타액이나 소화액 분비가 적은 사람이라면 조습(燥濕) 작용이 강한 평위산이 오히려 부담이 될 수 있으므로 복용 시 주의가 필요할 수 있습니다.

두통과 소화의 연관성 – 진통제보다 평위산이 낫기도

약국을 찾는 사람들 중에는 소화불량과 함께 두통을 호소하는 경우가 많습니다. 두통으로 방문한 환자들은 고통스런 통증으로 인해 증상의 전후 사정을 자세히 묻기 어려운 경우가 많습니다.

그들은 단지 "빨리 낫게 해달라"는 절박한 표정으로 NSAID계열 진통소염제나 복합 진통제를 찾게 되고, 또한 이전에 여러 종류의 진통제를 복용해도 개선되지 않았던 경험이 있다면, 두통의 원인이 소화 장애일 가능성을 고려해 볼 수 있습니다. 이럴 때 사용할 수 있는 약이 바로 평위산입니다.

마무리

약국에서는 평위산을 필요로 하는 환자가 의외로 많습니다. 현대인들은 불규칙한 식사 습관과 불균형한 영양 섭취, 업무 스트레스 속에서 식사를 하는 경우가 많기 때문입니다.

이런 분들에게 단순한 소화효소제, 제산제, 가스 제거제보다는 위장 내부의 습기를 제거하고 자가 소화력을 회복시키는 평위산이 더 근본적인 선택이 될 수 있습니다.

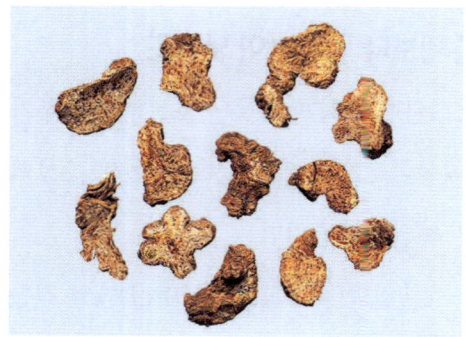

약명: 창출, 蒼朮 Atractylodis Rhizoma

성미: 溫性, 辛, 苦

귀경: 脾, 胃, 肝

효능: 燥濕健脾/發汗/祛風濕/除障明目

참고서적

1. 인체생리학 제7판, 라이프사이언스출판

2. 본초학, 영림사 출판

3. 방제학, 영림사 출판

4. 한의학 순환구조론, 이학로 著

5. 30처방으로 보는 한방병리, 이종다 著

6. 새로 보는 방약합편 하통, 이종대 著

패독산 敗毒散

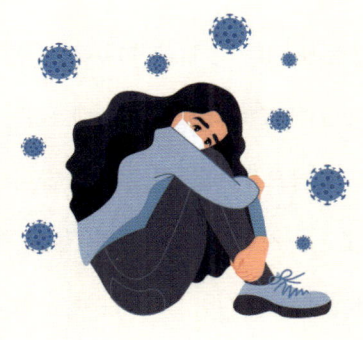

"오늘은 비가 오려나, 무릎과 허리가 쑤시고 온몸이 찌뿌둥하네."

이런 이야기를 한 번쯤 들어본 적이 있을 겁니다. 실제로 약국에는 비가 오기 전이나 저기압 예보가 뜨는 날이면 감기약을 구입하려는 사람들이 제법 찾아옵니다. 저기압 상태에서는 관절 내부의 관절액이 팽창하면서 주변 조직에 압력을 가해 통증이 생기는데, 이를 감기 초기 증상처럼 느끼는 경우가 많습니다.

또한 감기에 걸리면 국소 관절뿐 아니라 온몸이 두드려 맞은 듯 아프다고 호소하는 사람도 있습니다. 이는 감기 바이러스 감염 후 체표의 혈관이 수축하여 혈류량이 감소한 결과로, 그 과정에서 오한·발열·두통 등의 증상이 함께 나타나기도 합니다. 이러한 증상에 우선 권해볼 수 있는 한방 과립제가 바로 패독산(敗毒散)입니다. 한방에서는 몸살, 오한, 발열, 두통 등 감기 초기 증상을 외감병(外感病)이라 하며, 그 병인은 외풍(外風) – 일종의 외부 침입 요인(바이러스·세균 등에 해당 – 때문이라고 설명합니다.

패독산은 외풍 자체를 몰아내는 약이라기보다, 외풍의 침입으로 혼란스러워진 인체 내부의 균형을 회복시켜 체표의 혈액 순환을 원활하게 하는 처방으로 볼 수 있습니다.

패독산의 구성약재와 역할

패독산을 구성하는 자소엽(紫蘇葉), 시호(柴胡), 형개(荊芥), 강활(羌活), 갈근(葛根), 방풍(防風)은 발산약(發散藥)에 속하며, 혈관과 체표 근육을 유연하게 만들어 정체된 습사(濕邪)를 땀으로 배출하도록 돕습니다. 또한 길경(桔梗), 전호(前胡), 진피(陳皮), 지각(枳殼), 복령(茯苓), 천궁(川芎)은 행기(行氣)·이수(利水)·활혈(活血) 작용으로 혈액 순환을 촉진하고 노폐물을 소변을 통해 배출하게 합니다. 결과적으로 패독산 복용 후에는 체표의 혈액 순환이 개선되어 통증이 완화되고 염증이 줄어드는 효과를 기대할 수 있습니다.

패독산 복용 시 주의사항

약국에서 패독산은 체질과 관계없이 비교적 폭넓게 사용할 수 있지만, 원 처방서에서는 "습사(濕邪)를 협(挾)하지 않았을 경우에는 사용하지 말 것"이라 명시되어 있습니다. 이는 패독산이 습사를 제거해 감기 증상을 완화하는 약이기 때문입니다. 즉, 습사로 인한 몸살 증상임을 확인한 후 사용해야 한다는 뜻이지요.

만약 습사 증상이 없는 상태에서 패독산을 사용하면, 체표로 혈류량이 증가하면서 상대적으로 소화기 쪽 혈류가 줄어 일시적인 소화 기능 저하나 설사 등의 부작용이 생길 수 있습니다.

따라서 소화기가 약한 체질이라면 복용 후 이런 증상이 나타날 수 있으므로 주의가 필요합니다. 다만, 시판되는 패독산 과립제는 농도가 비교적 낮기 때문에, 감기 증상을 확인하고 적절히 복용하면 대부분 긍정적인 결과를 얻을 수 있습니다.

쌍화탕과의 병용

노년층에 패독산을 투약할 때, 강한 거습(祛濕) 작용으로 인해 신체가 온조(溫燥)해질까 걱정된다면 많은 약국에서 함께 취급하는 쌍화탕(雙和湯)을 병용하는 것도 좋은 방법입니다. 쌍화탕은 약간 묵직하고 달콤한 향을 지닌 보혈·보기약으로, 영양 물질을 공급하여 자윤(滋潤) 효과를 냅니다. 따라서 패독산과 함께 복용하면, 하나는 습사를 제거하고 하나는 윤기를 보충하여 서로의 작용이 보완됩니다.

임상에의 활용과 실제 사례

저희 약국 근처에는 노인분들이 자주 찾는 작은 공원이 있습니다. 어느 날 저녁, 여든을 훌쩍 넘기신 어르신 한 분이 찾아오셨습니다. 감기 기운이 있고 몸이 떨리며 목감기 증상이 있어 병원을 찾았는데, 문을 연 곳이 없어 동네를 헤매다 저희 약국까지 오셨다고 하셨습니다. 잠깐 상담 후, 다행히 증상이 심하지는 않았지만, 고령이시고 초기 감기 증상이 빠르게 진행되는 듯해 패독산과 쌍화탕을 혼합하여 3일분을 투약했습니다.

며칠 뒤, 공원에서 여러 어르신들이 차례로 약국을 찾아오시며 말씀하셨습니다.

"공원에서 제일 인기 있는 아저씨가, '몸이 조금이라도 안 좋으면 저기 약국 가보라'고 해서 왔어요." 그 말씀을 듣고 '아, 그때의 어르신이 완쾌하셨구나' 하고 흐뭇했던 기억이 있습니다. 감기 초기에는 여러 한방 과립제가 있지만, 중년층부터 노년층까지는 패독산과 쌍화탕의 병용이 감기를 다스리면서 기운을 보충하는 훌륭한 조합이 될 수 있다고 생각합니다.

마무리

감기 증상은 단순히 외부의 찬바람 때문만이 아니라, 몸 속 순환의 불균형에서 비롯되기도 합니다. 패독산은 이러한 흐트러진 균형을 바로잡아 인체의 자연 회복력을 높여주는 처방입니다. 특히 쌍화탕과 함께 복용하면 몸의 기운을 보충하면서도 감기 증상을 완화할 수 있어, 환절기 면역 저하로 인한 초기 감기에 든든한 한방 조합이 될 것입니다.

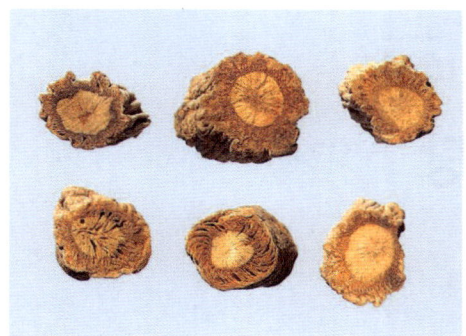

https://nifds.go.kr/nhmi/preview.do?flgrpNo=1950&sn=2

약명: 방풍, 防風, Saposhnikoviae Radix

성미: 溫性, 辛, 甘

귀경: 肝, 脾, 膀胱

효능: 祛風解表/勝濕止痛/祛風止痙

참고서적

1. 본초학, 영림사출판
2. 방제학, 영림사출판
3. 한의학 순환구조론, 이학로著
5. 30처방으로 보는 한방병리, 이종대著
6. 새로보는 방약합편 중통, 이종대著

갈근탕 葛根湯

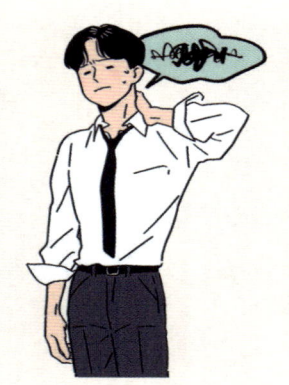

앞서 설명한 패독산이 중년 이후 약국 손님 위주로 사용할 수 있는 약이라면, 중년 이하의 좀 더 젊은 층, 특히 신체가 굵고 혈기 왕성하며 외관상 매우 건강해 보이는 사람의 신체 통증이나 두통에는 갈근탕(葛根湯)이 적절한 한방약이 될 수 있습니다.

젊은 사람들 중에는 그동안 병원 한 번 안 갈 정도로 건강하게 살아왔지만, 감기 초기에 유독 심한 몸살을 호소하는 경우가 있습니다.

상체 통증이 두드러지는 전신통을 호소하는 경우도 있고, 만성 질환처럼 숨어 있던 비염 증상이 드러나는 이른바 '코감기'형 환자도 있지요.

한방 과립제인 갈근탕은 이러한 유형의 손님에게 구별하여 효과적으로 사용할 수 있는 약입니다.

갈근탕과 패독산의 비교

현재 갈근탕은 패독산보다 더 많은 약국에서 취급하고 있는데, 감기 환자에게 판매할 때 두 약은 분명히 구별하여 적용해야 합니다. 패독산이 신체 표면에서 혈액 순환이 정체되어 생긴 통증을 발산약으로 해소하려는 목적이라면, 갈근탕은 혈관 수축을 동반한 강심(強心)작용을 통해 감기 초기의 신체 통증을 보다 강하게 발산하려는 목적을 가집니다. 따라서 감기 시 신체통을 심하게 호소하는 근육질의 체격을 지닌 사람에게는 갈근탕이 더 적합한 약이라 볼 수 있습니다.

『상한론』 속 갈근탕의 원전적 의미

후한 시대 장중경(張仲景)의 『상한론(傷寒論)』에서는 갈근탕을 "項背强几几(항배강궤궤) 無汗(무한) 惡風(오풍)"의 증상에 쓴다고 기록되어 있습니다. 즉, "목과 등이 뻣뻣하고 땀이 잘 나지 않으며, 미약한 바람에도 예민하게 반응해 춥다고 하는 사람"에게 맞는 처방이지요.

저 역시 약국을 운영하면서 이러한 증상을 동시에 호소하는 환자가 얼마나 있을지 관찰해봤지만, 생각보다 많지는 않았습니다. 다만, 위의 증상들은 대개 근육질의 젊은 사람에게서 주로 나타나는 근육통으로 보이고, 이런 환자에게 갈근탕을 투약했을 때 매우 빠른 호전 반응을 확인할 수 있었습니다.

갈근탕의 구성 약재와 역할

갈근탕은 갈근(葛根)을 주약으로 하고, 계지(桂枝), 작약(芍藥), 감초(甘草), 생강(生薑), 대추(大棗)로 이루어진 계지탕(桂枝湯)에 마황(麻黃)을 더한 처방입니다. 갈근은 발산풍열약(發散風熱藥)에 속하며, 일종의 해열제로 볼 수 있습니다. 여러 한약재 중에서도 갈근은 특히 기육(肌肉)—체표 안쪽의 단단한 근육층—의 열을 내려주는 특성이 있습니다.

계지탕이 비교적 가늘고 섬세한 체격의 사람에게 사용하는 약으로 말초 혈액 순환을 촉진해 감기 기운을 제거하는 작용을 하는 반면, 갈근탕은 계지탕에 갈근을 대량으로 포함하고 있어 '기육이 단단하고 체격이 굵은 사람'의 감기 기운을 제거하는 데 효과적으로 작용하도록 고안된 처방이라 볼 수 있습니다.

또한, 마황이 포함되어 순환 작용이 강화되므로 체격이 큰 사람이 느끼는 심한 감기 몸살에 시너지 효과를 냅니다. 이때 마황에 의한 발산 작용은 상체, 특히 콧물이 줄줄 흐르는 코감기 증상에 탁월하여 과립제 한두 번의 복용만으로도 콧물이 마르는 항히스타민 효과를 경험하는 경우가 많습니다.

갈근탕 복용 시 주의사항

상체가 튼실하고 얼굴이 잘 붓는 체형의 비염 환자라면 갈근탕의 도움으로 큰 치료 효과를 기대할 수 있습니다. 반면, 전혀 어울리지 않을 듯한 야리야리한 체형의 사람이 일반의약품인 갈근탕액을 구입하러 오는 경우도 있습니다.

대개는 이전 약국에서 갈근탕액을 복용하고 빠른 증상 호전을 경험해 '감기 예방용'으로 미리 사두려는 경우입니다. 하지만 갈근탕의 강한 발산 작용은 증상이 미약한 상태나 마른 체질의 사람에게는 마황의 자극으로 속이 울렁거리거나, 가슴 두근거림, 불면 등의 부작용을 유발할 수 있습니다. 따라서 반드시 복용 전 주의사항에 관한 설명이 필요합니다. 액제 갈근탕에는 단맛을 내는 당 성분이 포함되어 있는데, 이는 쓴 맛을 완화하여 복용을 쉽게 하고, 비위(脾胃)를 편안하게 해 소화 기능을 돕는 역할도 합니다. 이로 인해 마황으로 인한 속 불편감을 어느 정도 상쇄할 수 있지만, 심혈관계 자극이나 불면 우려가 있는 환자에게는 복용 조건에 대한 충분한 상담이 필수입니다.

임상에의 활용과 실제 사례

40대 중반으로 보이는 비만 체격의 여성이 독감 증상으로 약국을 찾았습니다. 이미 병원에서 3일치 약을 복용했지만 증상 완화가 없었고, 두통과 팔다리 저림, 심한 인후통, 콧물, 기침 등을 호소했습니다. 아직 콧물이 맑은 상태로 감기 초기에 해당한다고 판단되어 갈근탕과 패독산을 병용하기로 했습니다.

또한 며칠간 식사를 잘 못했다고 하여 영양 보충의 의미로 쌍화탕도 함께 드렸습니다. 며칠 뒤 그 손님은 약국을 다시 찾아와 "이렇게 빨리 목감기가 나은 적은 처음"이라며 감탄과 함께 기쁜 표정을 감추지 못했

습니다. 어찌 보면 어느 약국에서나 흔히 접할 수 있는 '쉬운' 한방약이

지만, 결국 중요한 것은 환자의 체질과 현재 상태를 고려한 처방이라는

사실을 다시금 느끼게 한 사례였습니다.

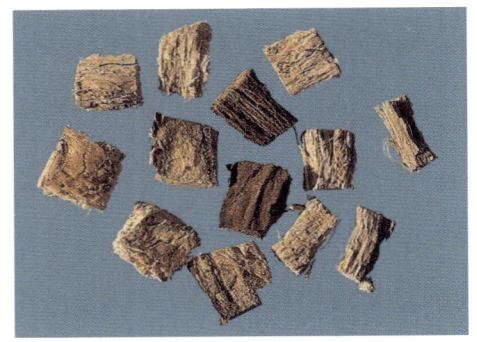

https://nifds.go.kr/nhmi/preview.do?flgrpNo=1685&sn=1

약명: 갈근 葛根 Puerariae Radix

성미: 凉性, 甘, 辛

귀경: 脾, 胃

효능: 發表解肌/透發麻疹/解熱生津/昇陽止瀉

참고서적

1. 본초학, 영림사출판
2. 상한론해설, 大塚敬節 著
3. 한의학 순환구조론, 이학로著
4. 30처방으로 보는 한방병리, 이종대著

소시호탕 小柴胡湯

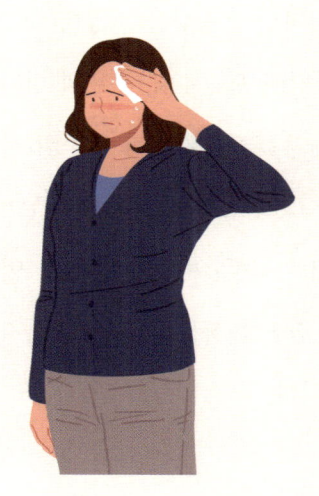

감기에 걸려 병원에서 2~3일치 약을 처방받아 복용했는데, 깔끔하게 낫지 않고 감기 기운이 남아 있다고 느껴질 때가 있지요. 큰 산은 넘었으니 밥 잘 먹고, 잠 잘 자면 나머지 증상도 좋아질 수 있을 겁니다. 그런데 꼭 약을 먹고 몸살, 두통, 맑은 콧물, 맑은 가래 등의 초기 증상은 사라졌는데, 처음과는 다른 증상으로 변해 저희 약국으로 한방약을 지으러 오는 분들이 계십니다. 초기와 다르게 변한 증상을 상담해 보면 공통적으로 큰 열은 내렸지만 미열이 남아 있고, 입이 말라 물을 자주 찾는다고 합니다. 또 맑은 콧물은 멈췄는데 노란 콧물로 변해 잘 나오지 않거나 콧속이 꽉 막힌 느낌을 호소하는 경우도 많습니다. 심하면 입에서 쓴맛이 나고, 밥맛이 없다고 하는 분도 있습니다. 그럴 때 쓸 수 있는 한방약이 소시호탕(小柴胡湯)입니다. 짧게는 3일, 길게는 1주일까지 투약하여 위 증상들을 해결할 수 있습니다.

감기의 진행- 표(表)에서 반표반리(半表半裏)로

한방에서는 외부 바이러스와 같은 사기(邪氣)가 침입하면서, 이때부터 감기 증상이 시작된다고 설명하고 있습니다. 인체의 방어막을 뚫고 침입한 사악한 기운은 시간이 지나면서 점점 더 안쪽으로 자리 잡으려 하겠지요.

이 '좀 더 안쪽'의 위치를 한방에서는 반표반리(半表半裏) — 즉, 표(表)도 아니고 리(裏)도 아닌 중간 언저리 — 로 이해하면 좋을 것 같습니다. 외부의 사기가 반표반리에 머물 때 나타나는 증상을 소양병(少陽病)이라고 합니다. 소양병 단계에서는 한열왕래(寒熱往來, 추위와 더위가 번갈아 가며 나타나는 증상), 흉협고만(胸脇苦滿, 가슴과 옆구리 부위에 느껴지는 답답하고 그득한 불쾌감), 구고(口苦, 입에서 쓴맛이 남), 인건(咽乾, 목구멍이 마르는 증상), 목현(目眩, 눈앞이 캄캄해지며, 어지러운 증상), 점점불욕음식(點點不慾飮食, 점점 음식을 먹고 싶어 하지 않는 상태) 등의 증상이 나타난다고 전해집니다.

약국에서 본 '반표반리'의 실제

약국 현장에서 '반표반리'의 개념을 어떻게 이해해야 할까 고민이 많았습니다. 그런데 약국에 오는 사람들의 감기 증상을 관찰하다 보니, 반표반리의 위치를 단순히 공간적으로 정의하기보다 한열왕래, 구고, 인건, 점점불욕음식 등의 증상이 나타나는 시점을 '사기가 반표반리에 위치하는 때'로 보는 것이 더 실용적이라는 걸 알게 됐습니다. 그 시기는 감기 발생 후 대략 0~3일 정도로 보입니다.

따라서 손님들이 위의 증상을 호소할 때를 소양병 단계로 보고 소시호탕을 투여하였고, 매우 좋은 치료 효과를 확인할 수 있었습니다. (이후 저희 약국은 '병원 처방약과 차별화된 감기약을 주는 약국'으로 알려지는 계기가 되었습니다.)

소시호탕의 구성 약재와 역할

패독산이 사기를 밖으로 발산하는 작용으로 치료한다면, 소시호탕은 사기를 조화롭게 풀어주는 화해(和解)라는 치료법을 사용합니다. 소시호탕의 구성 약재는 시호(柴胡), 반하(半夏), 황금(黃芩), 인삼(人蔘), 대추(大棗), 감초(甘草), 생강(生薑)입니다. 시호는 외사(外邪)와 인체 면역세포가 다투는 염증 반응 과정에서 해독(解毒)작용에 참여한 간(肝)의 기능을 정상화하고, 반하는 담음(痰飮) 형태의 노폐물을 제거하는 역할을 하며, 황금은 호흡기 주변의 혈관을 수축시켜 염증을 억제하고, 인삼은 원기를 보충해 저하된 면역을 회복시키는 역할을 합니다. 또한 대추, 감초, 생강은 에너지를 회복하는 역할로서 작용을 합니다.

감기 후유증부터 위장 증상까지-광범위한 응용

소시호탕의 화해법은 초기 표증(表症)의 감기증상이 이증(裏症)으로 확대되기 전 반표반리 상태에서 사기를 풀기 위한 감기치료제라는 주된 용도가 있지만, 현재의 약국에서는 감기 환자 이외의 경우에도 활용이 가능합니다. 소양병의 여러 증상을 곱씹어 보면, 평소 해결되지 않는 어려운 문제로 인해 걱정거리가 많을 때도 입이 마르고, 쓴맛이 나며, 입맛이 없어지는 경우가 있지요.

약국에서 볼 수 있는 환자로는 너무 걱정이 많은 나머지 가슴이 답답하고, 열이 난다고 하며, 불안·초조와 같은 신경성 증상을 호소하는 분들이 해당할 수 있습니다.

소시호탕을 이런 걱정이 많은 상태 −한방에선 간기울체(肝氣鬱滯)라고 설명함− 에 사용해 본 결과, 여타 증상들이 함께 호전되는 경우가 많았습니다.

또 다른 활용 증상으로 속쓰림이나 역류 증상에도 소시호탕을 쓸 수 있는데, 이는 소시호탕의 구성 약재들을 호흡기가 아닌 소화기 염증 치료에 대입해보면 이해할 수 있습니다. 결국 소시호탕의 약국 임상 적용 범위는 매우 넓다고 생각합니다.

소시호탕 복용 시 주의사항-인터페론 병용 시 부작용 사례

과거 일본에서 소시호탕과 인터페론 제제 병용 시 '간질성 폐렴'이 발생한 부작용 사례가 있었으므로, 소시호탕을 장기 복용할 때에는 반드시 적응증을 확인하고, 복용 중 증상이 소실되면 중단하도록 복약 지도를 해야 합니다.

체질에 따른 적합성

소시호탕의 구성 약재인 시호, 반하, 황금은 비교적 강한 기질을 지닌 약재라, 각각의 약에 맞지 않는 사람에게는 불편감을 줄 수 있습니다. 예를 들어, 시호는 잘못 쓰면 기운을 가라앉게 만들 수 있고, 반하는 강한 거담(祛痰) 작용으로 인해 온조(溫燥)한 느낌을 줄 수 있으며, 황금은 청열(淸熱) 작용으로 차가운 기분을 느끼게 하여 복용자가 불편감을 호소할 수 있습니다.

따라서 소시호탕은 기운이 너무 약하지 않고, 체력적으로 비교적 강한 사람이 소시호탕 적응증이 나타날 때 투약한다면 만족스러운 효과를 기대할 수 있습니다.

임상에의 활용과 실제 사례

50대 초반으로 보이는 여성분이 약국에 오셨습니다. 갱년기 증상에 도움이 될 만한 약이 있는지 상담을 청하였지요. 증상에 대해 자세히 여쭈니, 항상 몸에 미열이 있고, 가끔 열이 확확 오르며, 입이 자주 마르지만 그렇다고 물을 일부러 찾아 마시지는 않는다고 합니다. 속은 뭔가 꽉 차 있는 것처럼 답답하고, 공복 시 속쓰림이 있어 내과 처방을 받아 복용하지만 약을 먹을 때만 좋아졌다가, 다 먹고 나면 다시 속이 쓰리다고 합니다. 입맛도 없고, 요즘은 삶에 무력감이 든다고 하셨습니다.

생활 습관을 들어보니, 기운이 약한 분은 아니었습니다. 요양원에 계신 어머니가 늘 걱정되고, 수험생 자녀도 있어 그게 고민이라 하셨지요.

그래서 소시호탕 10일분을 투약했습니다. 복용을 마친 후 다시 오셔서 약 효과를 많이 보셨다고 합니다. 열 오름도 줄었고, 처음엔 큰 기대 없이 복용했지만 생각보다 좋았다는 말씀도 덧붙이셨습니다.

마무리

소시호탕은 단순히 감기 증상에만 사용하는 약이 아니라, 체내에서 남아 있는 열과 노폐물을 조화롭게 풀어내고 기운 회복이 필요한 넓은 범위의 증상에 사용하는 약입니다. 특히 기운이 약하지 않고 체력이 비교적 안정된 성인에게 미열, 속쓰림, 입마름, 입맛 저하 등 복합 증상이 나타날 때 효과적입니다.

약국 임상에서는 감기 이후뿐 아니라 스트레스나 간기울체로 인한 위장 증상에도 응용 가능하며, 적절한 체질과 상태에 맞춰 사용하면 만족스러운 회복을 기대할 수 있습니다.

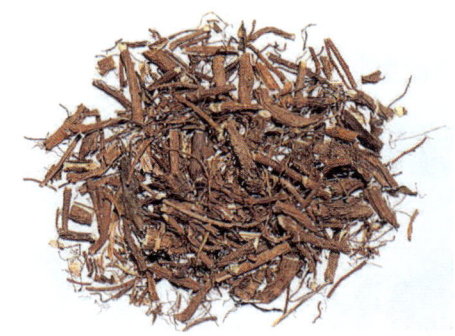

https://nifds.go.kr/nhmi/preview.do?flgrpNo=1661&sn=5

약명: 시호 柴胡 Bupleuri Radix

성미: 微寒, 苦

귀경: 肝, 膽

효능: 和解退熱/疏肝解鬱/昇擧陽氣

참고서적

1. 본초학, 영림사출판
2. 방제학, 영림사출판
3. 상한론해설, 大塚敬節 著
4. 한의학 순환구조론, 이학로著
5. 30처방으로 보는 한방병리, 이종대著

시호계지탕 柴胡桂枝湯

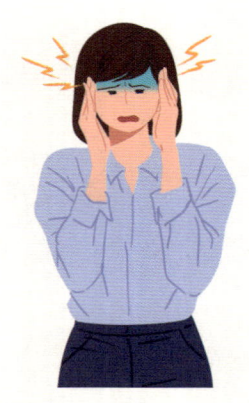

얕은 감기 증상으로 약국에 오는 분들 중에는 굳이 양약이 아닌 대체약을 찾는 경우가 있습니다. 예전에 약국에서 구매한 양약을 복용한 후 속쓰림이나 어지럼증 같은 부작용을 경험한 적이 있어, 본인에게 더 안전한 약을 찾으려는 분일 수 있습니다. 약을 복용한 뒤 위장 장애나 현훈 같은 불편감을 겪고 나면 이후 약을 먹기가 망설여지고, 부작용이 생길까 봐 미리 걱정되어 약을 받아두고도 복용을 미루다 저희 약국에 오는 분들도 계시지요. 그런 분들 중 외형적으로는 호리호리하고 혈색이 부족해 보이며, 목소리는 얇지만 살짝 까칠한 말투를 가진 분들이 있습니다. 예민한 성격의 손님께 어떤 약이 맞을지 상담드릴 때, 이런 분들께 잘 맞는 한방약이 바로 시호계지탕(柴胡桂枝湯)입니다.

시호계지탕은 소시호탕(小柴胡湯)과 계지탕(桂枝湯)을 합한 처방으로, 한방에서는 표증이 완전히 사라지지 않고 일부 증상이 남은 상태에서 소양병의 반표반리(半表半裏)증상이 함께 나타날 때 쓰는 처방으로 설명합니다.

처음 공부할 때는 글자 그대로 이해하여 손님들의 감기 증상을 구별해 사용하려 했지만, 실제로는 '시호계지탕증'의 환자가 그렇게 많이 눈에 띄지 않았습니다. 오히려 앞서 소개한 패독산과 소시호탕의 임상 효과가 시호계지탕보다 더 크다고 생각했던 시기도 있었습니다. 그런데 위에서 말씀드렸던, '약에 예민한 손님들' 중 시호계지탕을 사용하여 감기와 함께 전신 컨디션이 호전되는 경우를 여러 차례 경험하면서, 시호계지탕의 사용 빈도는 점차 늘어나고 있습니다.

시호계지탕의 구성 약재와 역할

시호계지탕은 소시호탕의 시호(柴胡), 반하(半夏), 황금(黃芩), 인삼(人蔘), 건강(乾薑), 대추(大棗), 감초(甘草), 계지탕의 계지(桂枝), 작약(芍藥), 대추(大棗), 생강(生薑), 감초(甘草), 이 두 처방의 약재가 모두 포함된 구성입니다. 소시호탕은 호흡기나 소화기 부위의 염증성 노폐물을 제거하는 효능이 있으며, 그 결과 상처 흉부와 상복부의 불편감을 개선해 주어, 복용 환자들로부터 "마음이 편안해진다"는 피드백을 자주 받습니다.

계지탕은 조금만 활동해도 쉽게 땀이 나고, 마르고, 체력이 약한 분 — 즉, 계지탕증 체질로 볼 수 있는 분 — 이 감기 초기 증상을 호소할 때, 말초혈관을 확장시켜 혈액순환을 돕는 역할로 사용합니다. 다만 저희 약국에는 계지탕 단독으로 쓸 만큼 약한 분보다는, 계지탕증의 외형을 가지면서도 소시호탕증 — 즉, 가슴이 답답하고 미열이 있으며, 불안 · 초조 같은 신경성 증상을 동반한 분 ─ 이 많았습니다.

이런 경우 〈계지탕 + 소시호탕〉의 결합 처방, 즉 시호계지탕을 사용하여 좋은 치료 효과를 얻을 수 있었습니다.

시호계지탕 복용에 적합한 체질

시호계지탕증의 사람들은 겉으로는 계지탕증처럼 약해 보이지만, 속에는 미열이 있고 답답하며, 신경성의 기울(氣鬱) 증상이 있는 경우가 많습니다. 예전에는 추위와 식량 부족이 질병의 주요 원인이었다면, 현대에는 사회생활로 인한 정신적 스트레스가 질병의 주된 원인이 됩니다. 특히 추위를 잘 타고, 마르고, 예민한 성격의 소유자라면 이미 '과민성 체질'이라는 진단을 받고 약국에 오는 경우도 있습니다. "아픈 데는 많은데, 병원에 가면 독한 약만 주고 속만 쓰리다"고 불평하는 분들 말이지요. 이런 분들은 매번 되풀이되는 불편한 증상 때문에 약을 먹으면서도, 정작 통증의 근원이 되는 스트레스를 완화하면 증상이 사라지는 경우가 많습니다. 실제로 시호계지탕을 사용하다 보면, 마치 심리 상담으로 스트레스를 풀어 통증이 완화되는 치료와 비슷한 효과를 느끼게 됩니다.

임상에의 활용과 실제 사례

미국 LA에 거주하다 잠시 한국을 방문한 60대 초반 여성의 사례가 있습니다. 모친께서 병환 중이셔서 귀국하셨다며 약국에 오셨는데, 두통

약을 찾고 계셨습니다. 최근 생긴 급성 통증이 아니라 오랜 기간 지속된 만성 두통이라고 했습니다.

모친 건강에 대한 염려와 낯선 한국 생활에 대한 긴장으로 두통이 심해진 듯했고, 간병하는 기간 동안 꾸준히 복용할 수 있는 약을 원하셨습니다. 그분은 마른 체격에 다소 피곤해 보였지만 눈빛에는 힘이 있었고, 소식(小食)을 선호하며, 추위를 좀 타면서도 간혹 갱년기 증상처럼 열이 확 오르기도 한다고 하셨습니다. 이러한 증상을 종합해 시호계지탕 15일분을 투약했습니다. 출국 전 다시 약국에 오셔서 "상태가 매우 좋아졌다"고 하셨고, 미국에 돌아가서도 복용하고 싶다며 추가로 요청하셨습니다. 또 "내 약을 나처럼 두통으로 고생하는 아들도 먹어도 되나요?"라고 물으시는 여성분께 "어머님 약은 혼자 복용하시고, 아드님은 추후 한국에 오게 되면 상담 드리고 몸에 맞는 적당한 두통약을 찾아드리겠습니다" 라고 했지만, 시호계지탕의 효과에 놀란 어머니가 아들에게 '보약처럼 좋다'며 권하지 않았을까 하는 생각이 아른거립니다.

마무리

시호계지탕은 단순히 감기 초기 증상을 완화하는 약이 아니라, 예민하고 스트레스에 취약한 체질을 고려해 신체와 심신의 균형을 함께 회복시키는 한방 처방입니다. 미열, 답답함, 두통, 소화불량 등 복합 증상이 나타나는 사람에게 적합하며, 약국 임상에서는 장기적이고 꾸준한 복용을 통해 안정적인 효과를 확인할 수 있습니다. 결국 시호계지탕은 체질과 현재 상태를 세심히 고려할 때, 단순 증상 완화를 넘어 삶의 질을 개선하는 데 도움을 주는 처방이라 할 수 있습니다.

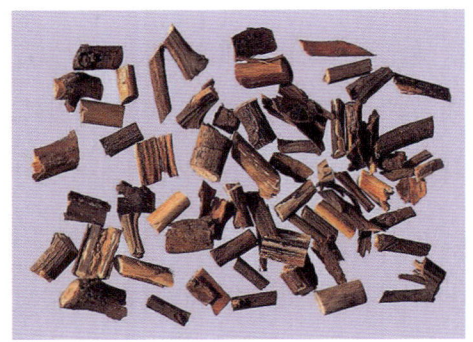

https://nifds.go.kr/nhmi/preview.do?flgrpNo=178&sn=1

약명: 계지 桂枝 Cinnamomi Ramulus

성미: 溫性, 辛, 甘

귀경: 心, 肺, 膀胱

효능: 發汗解肌/溫經通陽

참고서적

1. 본초학, 영림사출판
2. 상한론해설, 大塚敬節 著
3. 한의학 순환구조론, 이학로 著
4. 중의 십대류방, 黃煌 著
5. 30처방으로 보는 한방병리, 이종대 著

소함흉탕 小陷胸湯

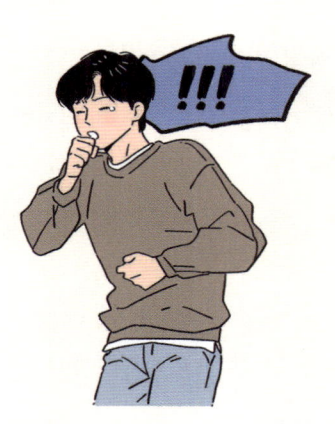

"목감기에 걸린 지 3~4일쯤 돼서 목 아픈 것은 거의 다 나았는데요. 오늘 아침부터 누런 가래가 끼고 기침이 납니다. 가래와 기침이 빨리 낫게 하는 약을 주세요." 이럴 때 약국에서 많이 권하는 약은 진해거담제 성분이 포함된 정제나 빨아 먹는 액상 제형의 약일 것입니다. 감기에 걸리면 병원 처방약을 복용한 후 말끔히 낫는 사람도 있지만, 대부분은 목의 통증이 완화되면서 가래 배출과 기침이 시작됩니다. 그런데 처음 병원에서 받았던 약을 복용하면 가래와 기침 해소에는 별다른 효과가 없다고 하며, 새로운 약을 찾기 위해 약국을 방문하는 분들이 제법 있습니다. 이럴 때 한방약인 소함흉탕(小陷胸湯) 혹은 시함탕(柴陷湯)을 투약하면 가래와 기침이 경감되는 치료 효과를 볼 수 있습니다. 소함흉탕의 주치는 '담열(痰熱)이 서로 뭉쳐 흉완(胸脘)이 비민(痞悶)한 증상'입니다. 즉, '가슴속에 뭉쳐 끓는 가래'를 없애는 약입니다. 약국에서는 이러한 증상에 딱 맞는 한방 진해거담제로 매우 유용하게 사용됩니다.

소함흉탕의 구성 약재와 역할

소함흉탕의 주약재인 반하(半夏)는 온화한담약(溫化寒痰藥)으로, 염증 부위에 뭉친 진한 가래를 '치는' 작용을 합니다. 과루인(瓜蔞仁)은 반하와 함께 염증성 노폐물을 청소하며, 반하의 온조성(溫燥性)을 보완합니다. 황련(黃連)은 청열조습약(淸熱燥濕藥)으로 항염 작용을 담당합니다. 온조성의 반하만 사용할 경우 청소 부위가 건조하거나 따가움을 느낄 수 있는데, 과루인의 청량성(淸涼性)이 이러한 부작용을 상쇄해 줍니다. 이처럼 두 약재가 서로 상보적으로 작용하기 때문에 소함흉탕의 조합은 매우 합리적입니다. 결과적으로 소함흉탕(반하·과루인·황련)은 간단한 구성임에도 목감기 후 남은 노폐물성 가래를 효과적으로 제거합니다.

약국에서의 임상 적용

소함흉탕은 '가슴속의 담(痰)을 치는 약'으로, 소화기나 호흡기에서 발생한 염증에 모두 사용할 수 있습니다. 특히 약국에서는 가래가 막혀 속이 답답하거나, 기침이 나면서 기침할 때 가슴이 뜨끔한 통증이 있는 경우에 자주 활용됩니다. 병원 약을 복용한 후에도 가래가 계속되거나, 심한 기침과 함께 약한 흉통이 동반될 때, 일반 진해거담제보다 소함흉탕의 치료 효과가 더 우수했습니다.

주의할 점은, 소함흉탕은 차고 서늘한 성질의 약재가 많기 때문에 중초허한(中焦虛寒) — 즉, 속이 냉하고 소화 기능이 약한 사람이 가슴 답답함과 가래 증상을 호소할 때 — 는 신중하게 사용해야 한다는 것입니다. 하지만 실제 약국에 오는 환자들의 가래 증상은 대체로 감기로 인한 실증(實證)이 많아, 대부분의 경우 약효가 잘 맞았습니다.

실제 약국 사례와 특징

약국 임상에서 쉽게 볼 수 있는 소함흉탕증 환자들은 대개 흡연 습관으로 인해 만성 기침이나 진한 가래를 호소하며 진해거담제를 찾는 분들입니다. 평소 흡연 때문에 목안이 건조한 사람들은 호흡기를 보호하기 위해 물이나 음료를 자주 섭취해야 하지만, 바쁜 생활 탓에 수분 섭취가 부족하면 목이 쉽게 건조해지고, 미세한 자극에도 예민해져 염증이 생기기 쉽습니다.

특히 건조한 계절에는 이러한 환자들이 자주 방문하며, 소함흉탕 복용 후 기침·가래 증상의 개선 효과가 마우 뚜렷하게 나타납니다.

코로나 시기의 임상 경험

소함흉탕의 뛰어난 효과를 다시금 깨닫게 된 계기가 있습니다. COVID-19 유행 시기, 목감기와 함께 기침·가래가 심했던 환자들에게 〈소시호탕 + 소함흉탕〉의 합방인 시함탕을 투약해 매우 좋은 결과를 얻었습니다.

치료약이 없던 시기, 코로나 환자들은 강한 진해거담제나 항생제에 의존했지만, 병원 약 복용 후에도 증상이 개선되지 않거나, 기침·가래와 같은 후유증으로 고생하는 경우가 많았습니다. 그런 환자들이 소함흉탕 또는 시함탕을 복용한 후 기침 · 가래 증상이 뚜렷이 완화되었다는 피드백을 많이 주셨습니다. 당시 보호자를 통해 시함탕 1주일분을 보내드렸던 환자분들이 전화로 "증상이 많이 좋아졌다"며 감사 인사를 전해주신 사례도 있었습니다.

마무리

이 글을 읽는 분들께서도 일반 진해거담제 대신 소함흉탕을 선택해 보시길 권합니다. 소함흉탕은 단순히 증상을 완화하는 것을 넘어, 가래의 근본 원인인 담열을 해소하고 염증을 가라앉히는 근본적인 거담 효능을 체험할 수 있을 것입니다.

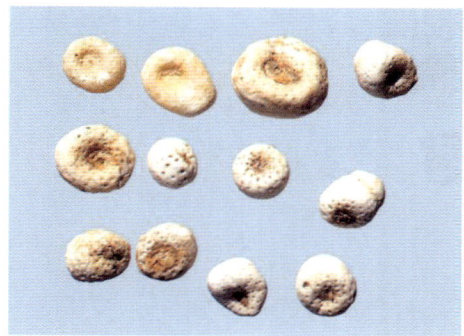

약명: 반하 半夏 Pinelliae Tuber

성미: 溫性, 有毒 , 辛

귀경: 脾, 胃, 肺

효능: 燥濕化痰/降逆止嘔/消痞散結

참고서적

1. 본초학, 영림사출판

2. 방제학, 영림사출판

3. 한의학 순환구조론, 이학로 著

4. 30처방으로 보는 한방병리, 이종대 著

반하후박탕 半夏厚朴湯

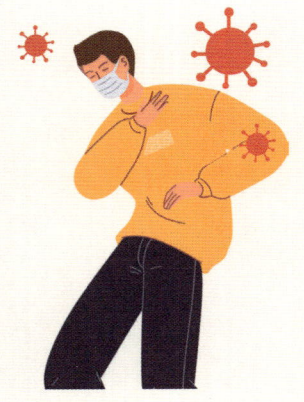

"목에 뭔가 걸린 것처럼 답답해요. 뱉으려고 해도 뱉어지지 않고, 삼켜지지도 않아요."

이렇게 말하며 적당한 약을 찾는 손님들이 있습니다. 사실 인후 불편감에 관한 상담을 먼저 청하기보다는, 목감기나 소화불량에 관한 상담을 진행하던 중 질문에 대한 대답으로 위의 증상을 듣는 경우가 대부분입니다.

진한 가래와 같은 이물질이 붙어 있을 수도 있고, 단순한 자각 증상일 수도 있지만, 증상이 오래 지속되어 생활에 지장을 줄 정도라면 제법 큰 문제로 볼 수 있습니다. 한방에서는 이러한 증상을 매핵기(梅核氣)라 하여, '목에 매실씨가 걸린 것처럼 답답함을 느끼는 증상'을 가리킵니다. 하지만 병원에서는 단순한 신경성 증상으로 가볍게 넘기는 경우가 많아, 의학적으로 명확히 정의된 개념은 아닙니다.

약국에서 간단히 줄 수 있는 약으로는 목감기용 감기약이나 위산 역류로 인한 염증성 인후통을 완화하는 제산제가 있을 것입니다. 물론 일반약으로 증상이 개선될 수도 있지만, 한방약이 준비되어 있다면 **반하후박탕(半夏厚朴湯) 과립제**가 적절한 선택이 될 수 있습니다.

반하후박탕의 구성 약재와 역할

반하후박탕의 주약재인 반하(半夏)는 진득한 담음을 제거하고, 후박(厚朴)은 위장의 습기를 말려 소화 기능을 돕고 가스로 인한 답답함을 완화합니다. 복령(茯苓)은 묽은 진액(痰飲)을 처리하고, 자소엽(紫蘇葉)은 인후부에 단단하게 맺힌 울체(鬱滯)를 풀어 줍니다.

생강(生薑)은 위장을 보호하고 약재 간 균형을 조절하는 역할을 합니다. 한방에서는 매핵기의 특효약으로 알려져 있지만, 약국 임상에서는 두 가지 주요 원인에 따른 증상에 효과가 있는 것으로 보입니다.

첫째, 위산 역류로 인한 염증성 매핵기에 사용하거나, 둘째, 감정적 스트레스로 인한 신경성 매핵기입니다. 한방에서는 이를 칠정울결(七情鬱結)이라 하며, '기쁨(喜)·분노(怒)·슬픔(悲)·근심(憂)·놀람(驚)·사려(思)·두려움(恐)' 같은 감정이 내부적으로 뭉쳐 기운이 막힌 상태를 뜻합니다.

두 번째 원인일 경우, 반드시 목에 이물감이 있는 경우뿐 아니라 스트레스로 인한 신체 전반의 긴장, 불면, 소화장애 등에서도 반하후박탕이 효과를 보입니다. 즉, 반하후박탕은 유형의 증상(매핵기)뿐 아니라 무형의 스트레스성 증상에도 적용할 수 있습니다.

양방약과의 병용 및 활용

약국에서 잘 팔리는 위장약 중 하나인 '겔ㅇ스'는 위산을 중화하고 점막을 보호하는 약입니다. 정제 형태를 원한다면 위산 수용체 억제제인 파모티딘이나 시메티딘 성분의 약도 유사한 효과를 냅니다. 반하후박탕 또한 이러한 약들과 유사하게 액체 상태의 위산을 말려 점막 조직을 보호하는 효과가 있으며, 매핵기로 인한 답답함을 완화하는 데 도움을 줍니다.

따라서 실증성(實證性) 매핵기로 보이는 환자에게는 한방약과 양방약을 병용하는 것도 좋은 선택이 될 수 있습니다. 그런데 위산 역류를 동반한 속쓰림 환자들을 살펴보면, 단순히 기호식품이나 식습관 때문만이 아니라 예민한 성격이나 정신적 스트레스가 주요 원인인 경우가 많습니다.

복약지도 시에는 매핵기가 단순한 신체 증상이 아니라 스트레스로 인해 발생할 수 있는 증상임을 알려주고, 규칙적인 식사와 마음의 긴장을 푸는 생활습관을 함께 조언하는 것이 좋습니다.

임상에의 활용과 실제 사례

어느 날 저녁, 한 여성의 어머니가 급히 약국을 찾아왔습니다. 딸이 극심한 두통으로 고통스러워하며 통증을 줄일 수 있는 약을 찾고 있었습니다. 자초지종을 들어보니, 30대인 딸은 최근 이혼 후 한 달간 법원을 오가며 마음고생이 심했고, 거의 매일 잠을 이루지 못해 우울증까지 겪고 있었습니다. 현재는 병원 치료 대신 부모님과 함께 지내며 마음을 다스리고 있는 중이라 했습니다. 근데 며칠 전부터 두통이 심해져 약국에서 일반 두통약을 복용했지만, 효과는 일시적일 뿐이라 합니다. 환자는 체온이 보통이고 소화 기능도 양호했으며, 두통 외에는 특별한 신체 증상이 없었습니다.

이에 정신적 스트레스(七情鬱結)로 인한 증상으로 판단하고 반하후박탕 3일분을 투약했습니다. 3일 후 딸이 직접 방문해 "복용 이틀째부터 잠이 잘 오고, 두통도 많이 좋아졌다"고 하며 10일분을 추가로 요청했습니다. 며칠 뒤 어머니로부터 완쾌되었다는 소식을 들을 수 있었습니다.

마무리

반하후박탕은 사칠탕(四七湯)이라는 이명으로도 알려져 있으며, 칠정(七情)과 같은 감정으로 생긴 스트레스성 증상에 폭넓게 사용되던 처방입니다. 한방약의 배경과 의미를 함께 공부해 둔다면, 기존의 일반약으로 접근이 어려웠던 환자들에게 큰 감동과 치료 경험을 선사할 수 있을 것입니다.

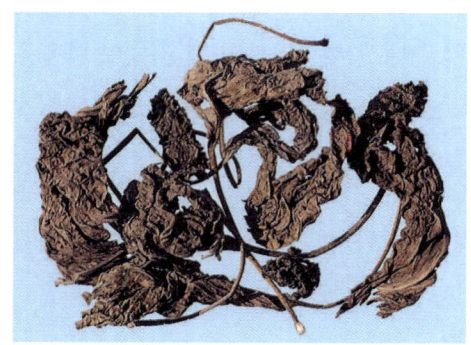

약명: 자소엽 紫蘇葉 Perillae Folium

성미: 溫性, 辛

귀경: 肺, 脾

효능: 解表散寒/行氣寬中/安 胎/解魚蟹毒

참고서적

1. 본초학, 영림사출판

2. 방제학, 영림사출판

3. 한의학 순환구조론, 이학로 著

4. 30처방으로 보는 한방병리, 이종대 著

5. 새로보는 방약합편 중통, 이종대 著

황련해독탕 黃連解毒湯

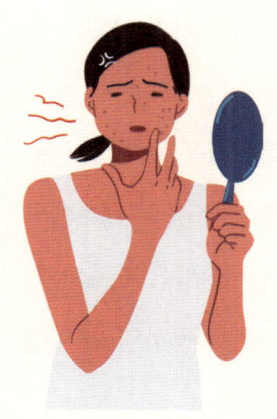

"요즘 얼굴에 열이 오르고, 피부가 따갑게 느껴지는데… 먹어서 좋아질 만한 약이 없을까요?"
약국을 찾는 사람들 중에는 피부에 빨갛게 열꽃이 피거나, 붉은 선 또는 점이 생겨 바르는 약을 구입하러 오는 분들이 있습니다.

피부가 빨개지는 것은 진피층의 모세혈관에 평소보다 많은 혈액이 흐르면서 붉게 도드라져 보이는 것으로, 일종의 충혈 현상입니다.

색깔만 진해지는 것이 아니라 가려움이나 통증이 동반되는 경우도 있어, 보통은 외용제로 쓰는 저농도 스테로이드제를 제공하는 경우가 많습니다.

하지만 증상 유형에 따라 바르는 외용제가 아닌, 먹는 경구용 약이 필요할 때가 있는데, 혈관 내 과다한 혈류량을 정상화해 발적 증상을 완화하도록 투약하는 한방약이 황련해독탕(黃連解毒湯)입니다.

황련해독탕의 구성 약재와 역할

황련해독탕은 폐 위쪽 상초(上焦)의 화(火)를 내리는 황금(黃芩), 폐에서 상부 소화기에 걸친 중초(中焦)의 화(火)를 내리는 황련(黃連), 신장을 포함한 하부 소화기인 하초(下焦)의 화(火)를 내리는 황백(黃柏), 상·중·하초 전체, 즉 삼초(三焦)의 화(火)를 끄는 치자(梔子)로 구성된 처방입니다.

한방에서 '화(火)'는 '열(熱)'의 의미로 볼 수 있어, 따갑고 붉어지는 염증 반응을 완화하기 위해 황련해독탕을 사용합니다. 네 가지 약재는 모두 청열약(淸熱藥)에 속해 열을 내리고 몸을 차게 만들기 때문에, 복용 후에는 붉어진 부위가 엷어지며 평소의 피부색으로 돌아올 수 있습니다.

피부가 아닌 몸속 충혈로 발생한 가벼운 위통이나 복통의 경우에도 황련해독탕을 투약해 볼 수 있습니다. 이처럼 황련해독탕은 신체의 내외부를 막론하고 '熱 또는 火' 증상을 보이는 환자에게 사용하면, 충혈된 혈관을 빠르게 진정시켜 증상을 경감시킬 수 있습니다.

황련해독탕 복용에 적합한 체질

황련해독탕은 열 혹은 화를 내려주는 처방이므로, 신체가 쉽게 발열하고 미약한 자극에도 피부가 금방 붉어지는 사람들에게 더 적합합니다. 또한 네 가지 약재는 쓴맛과 찬 성질을 지니므로, 과립제를 사용할 때도 신체가 비교적 건강하고 '실열(實熱)' 증상이 두드러진 사람에게 효과가 좋습니다.

약국에서 경험한 황련해독탕의 적응증-숙취, 수면장애, 안면부 발열, 두통

약국에는 종종 숙취약을 찾는 손님들도 방문합니다. 간의 해독 능력을 초과할 정도로 과음하면, 두통·복통·설사 같은 숙취 증상으로 고생할 수 있습니다. 이는 알코올 분해 과정에서 생긴 중간산물이 혈관을 따라 확산되며 전신에 '열독(熱毒)'이 발생한 것으로 볼 수 있는데, 이런 열독을 내리기 위해서도 황련해독탕을 사용할 수 있습니다. 음주 후 위장관의 속쓰림은 염증으로 인한 것이며, 황련해독탕의 청열 작용으로 완화할 수 있습니다.

또한 신경계에 영향을 주어 발생하는 수면장애에도 진정 작용을 기대할 수 있습니다. 갑작스러운 혈압 상승으로 생긴 안면부 발열이나 두통에도 효과를 본 경험이 있습니다. 이럴 때 대부분은 우황청심원 같은 응급 청열제를 찾으러 오지만, 황련해독탕의 처방 의미를 알고 함께 권한다면 치료 효능이 배가될 수 있습니다.

임상에의 활용과 실제 사례

약국 문을 닫을 즈음, 60대 남성 한 분이 방문했습니다. 키는 크지 않았지만 단단하고 다부진 체격에 얼굴은 홍조를 띠고 있었고, "눈이 아픈데 먹는 약을 구할 수 있냐"고 물으셨습니다. 사실 안압 상승으로 인한 안통이라면 병원 진료를 권하는 것이 맞지만, 이미 병원의 진료시간이 끝난 뒤라 적절한 약을 찾기 위해 증상을 자세히 들어봤습니다. 혈압

약을 복용 중이었고, 혈압 조절은 비교적 잘 되고 있었습니다. 직업이 용접 기사로 평소보다 작업량이 많아 눈의 피로감이 심해졌다고 했습니다.

또 요즘 날씨가 더워 잠을 잘 못 자 피로가 누적된 것도 이유라고 했습니다. 소화에 큰 문제가 없지만 속쓰림 여부를 묻자 "위염약을 달고 산다"고 할 만큼 속쓰림이 잦다고 했습니다. 그래서 황련해독탕 과립제 5일분을 권했습니다. 일주일 뒤 다시 방문하셔서 "덕분에 잠을 편히 자서인지 눈 통증이 사라졌다"고 감사 인사를 전하셨습니다. 서로 다른 증상처럼 보였던 이 60대 남성의 사례에서 황련해독탕의 정확한 적중 효과를 경험했고, 그날의 인상과 증상은 지금도 오래 기억에 남습니다.

마무리

황련해독탕은 단순히 피부 발적을 완화하는 약이 아니라, 몸속 열과 염증을 내려 전신의 균형을 회복하는 한방 처방입니다. 실열 체질이나 얼굴과 몸이 쉽게 붉어지는 사람에게 특히 적합하며, 숙취나 속쓰림, 안면 발열 등 다양한 열 관련 증상에도 응용할 수 있습니다. 약국 임상에서 체질과 증상을 정확히 파악하여 투약할 경우, 신체적 불편감뿐 아니라 수면과 전신 컨디션 개선에도 도움을 줄 수 있는 유용한 처방이라 할 수 있습니다.

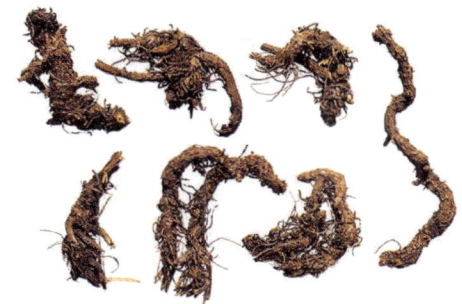

약명: 황련 黃連 Coptidis Rhizoma

성미: 寒性, 苦

귀경: 心 肝 脾 胃 大腸

효능: 淸熱燥濕/瀉火解毒

참고서적

1. 본초학, 영림사출판
2. 방제학, 영림사출판
3. 한의학 순환구조론, 이학로 著
4. 30처방으로 보는 한방병리, 이종대 著
5. 새로보는 방약합편 하통, 이종대 著

가미귀비탕 加味歸脾湯

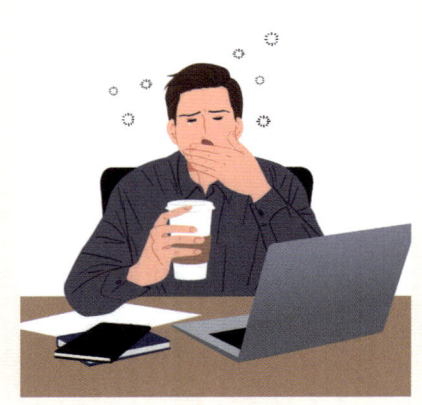

"손이 저린데, 뭐 먹을 만한 약이 있을까요? 요즘 잠도 잘 못 자고, 과로한 뒤로 손끝이 좀 저려요."

이렇게 약국에 들러 약이 있는지 묻는 분들이 있습니다. 간단히 마그네슘과 비타민 영양제 세트 구성을 권해 드릴 수도 있지만, 위와 같은 경우 한방 과립제로도 효과적으로 대응할 수 있습니다. 우리 몸은 중추에서 말초까지 감각과 운동을 관장하는 신경이 뻗어 있습니다. 어떤 원인으로 신경의 일부가 압력을 받으면 그 부위에서 이상 신호가 발생하고, 뇌는 이를 '저림'이라는 불편한 증상으로 인식합니다. 디스크처럼 뚜렷하게 외과적 원인으로 보인다면 병원 방문을 권해야 하지만, 원인이 분명치 않고 환자의 체력 저하 시 가끔 발생하는 경증이라면 약국에서 쉽게 복용할 수 있는 약을 찾는 경우가 많습니다. 저림 증상은 신경 주변 조직의 일시적 부종이나 순환장애가 원인인 경우가 많아,

컨디션이 회복되고 느려진 체액 순환이 개선되면 곧 증상이 사라지기도 합니다. 다만 환자의 컨디션이 잘 돌아오지 않고 피로가 누적되어 수면 상태에도 영향을 주면 약국으로 상담을 요청하는 분들이 제법 있습니다. 이때 한방과립제로는 심신 안정제로 알려진 가미귀비탕(加味歸脾湯)을 손저림 개선에 사용할 수 있습니다.

가미귀비탕의 구성 약재와 역할

가미귀비탕은 인삼(人蔘), 백출(白朮), 복령(茯苓), 감초(甘草)로 구성된 비위(脾胃)를 보(補)하는 처방인 사군자탕(四君子湯)에 보혈(補血)·안신(安神) 작용을 하는 당귀(當歸), 용안육(龍眼肉), 산조인(酸棗仁), 원지(遠志)와, 간열(肝熱)을 낮추는 시호(柴胡)·치자(梔子)가 가미된 처방입니다.

한방에서는 '肝藏血'이라 하여 간(肝)은 혈(血)을 저장하는 장부로 보며, 간에 충분한 혈액이 있어야 정상적인 기능을 할 수 있다고 봅니다. 그러나 신경을 많이 쓰거나 스트레스를 받으면 간은 울체(鬱滯)되어 본래의 생리적 기능이 저해될 수 있습니다. 만약 간의 울체가 심해지고 간열(肝熱)이 발생하면 혈이 마르고 고갈되어 간양상항(肝陽上亢)으로 악화될 수 있습니다. 간양상항은 극단적인 병리 증상이긴 하나, 스트레스를 심하게 받은 날 낮의 기억을 잊지 못하고 뜬 눈으로 밤을 지새는 경험은 누구나 한 번쯤 있을 수 있습니다. 과로로 체력을 소진한 뒤에도 유사한 신체 반응이 나타나므로, 힘들게 일한 다음 체력 회복이 잘 안되거나 심리적으로 불안해지는 증상 역시 가미귀비탕의 적응증이 될 수 있습니다. 체력 회복이 지연되거나 심리적 불안 상태에서는 체내 순환 문제가 발생해 손저림과 같은 순환장애 증상이 나타날 수 있습니다. 결국 가미귀비탕의 사용 목적은 간 기능을 회복시켜 심신을 안정시키고, 간혈(肝血)과 비위(脾胃)를 보하여 정상적인 간장혈(肝藏血)을 이루게 함으로써 말초까지 혈액 순환을 원활하게 만드는 데 있습니다.

가미귀비탕 복용에 적합한 체질과 약국 임상에서의 적용

가미귀비탕이 전신의 혈액순환 문제에 관여하는 '만병통치약'처럼 보일 수 있지만, 적용을 검토할 때는 환자의 체질을 고려하는 것이 중요합니다. 그래야 적중도를 높이고 부작용을 예방할 수 있습니다. 약국 임상에서 가미귀비탕에 적합한 환자들은 정신적·육체적 스트레스로 인한 피로감을 가지고 있고, 안색이 창백하거나 혈색이 부족해 보이며 심리적 문제(불안 등)를 동반하는 경우가 많습니다. 반대로 신체가 열실(熱實)하고 단단한 체형인 경우에는 부적합할 수 있으니, 가미귀비탕이 적합한 체질인지 모호하다면 깊은 상담이 필요합니다.

약국에서 상담해 드렸던 환자들을 떠올려보면 공통적으로 불안한 심리 상태로 안신(安神) 작용을 필요로 했고, 외형적으로 위약(萎弱)해 보이며 피로감이 심했습니다. 이들은 손저림을 비롯한 신체 곳곳의 순환장애 증상을 호소했습니다. 따라서 이런 환자들에게 가미귀비탕은 혈액순환 개선을 위한 주된 처방으로 권할 가치가 있다고 생각하며, 복용 후 피로감이 줄고 손저림 등의 동반증상이 개선되는 효과를 다수 확인했습니다.

임상에의 활용과 실제 사례

설·추석 등 명절 이후 약국에는 피로회복제를 찾는 어머님들이 많습니다. 명절 연휴가 끝날 무렵에는 마음의 상처와 몸의 고생이 겹쳐 충분한 휴식이 필요한 상태가 되기 마련입니다.

70대 어머님 한 분은 명절에 오랜만에 모인 가족에게 식사를 대접하며 즐거운 시간을 보냈지만, 연휴가 끝난 뒤 쌓인 피로로 몸이 무겁고 수족이 저린 것 같다고 하셨습니다. 또한 자식들의 어려운 형편을 알게 된 후 걱정이 많아졌다고 하셨습니다. 다른 지병은 없고 현재도 활동적인 분이라 심신의 피로를 줄이는 약을 검토한 뒤 가미귀비탕 1주일분을 투약했습니다. 복용이 끝난 뒤 어머님은 추가 1주일분을 요청하시며 "한 번 더 먹으면 다 나을 것 같다"고 하셨습니다.

복용 기간 동안 "잠을 푹 잔 게 도움이 큰 것 같다"는 피드백도 주셨습니다. 위 어머님 외에도 비슷한 사례들에서 효과를 본 경우가 많았습니다.

마무리

약국에서는 순환문제와 관련이 있는 저림증상 외에도 가미귀비탕을 치통, 두통, 식욕부진, 갱년기 증상 등 다양하게 사용할 수 있습니다. 다만 적절한 치료 환자 구분을 위해 가미귀비탕의 적합 체질을 검토하는 것이 중요하니, 향후 한방을 좀더 깊게 탐구하면서 넓은 증상 범위에 가미귀비탕을 활용해 보시길 권합니다.

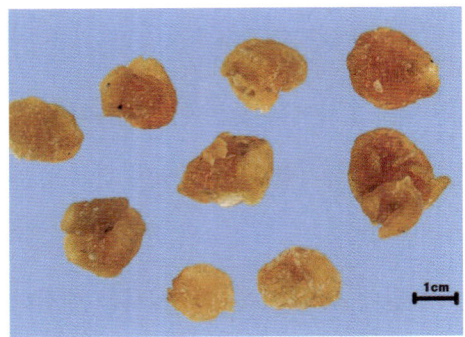

약명: 용안육 龍眼肉 Longan Arillus

성미: 溫性, 甘

귀경: 心 脾

효능: 補心脾/益氣血

참고서적

1. 인체생리학, 라이프사이언스출판

2. 본초학, 영림사출판

3. 한의학 순환구조론, 이학로 著

4. 30처방으로 보는 한방병리, 이종대 著

5. 새로보는 방약합편 상통, 이종대 著

당귀수산 當歸鬚散

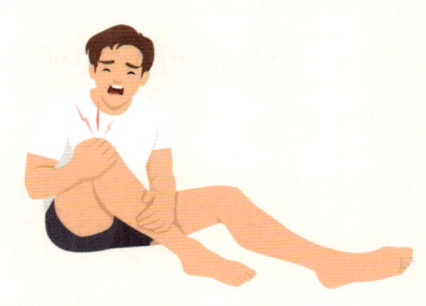

얼마 전까지 텔레비전에서 방영되던 광고가 있었습니다. 어린아이가 넘어져 울고 있으면 엄마가 달려와 '후~' 불며 연고를 발라주거나, 날개 달린 요정이 날아와 '~솔'이라는 연고를 바르며 빨리 상처가 낫기를 기원하는 내용이었죠. 하지만 지금처럼 고령화된 사회에서 노인이 넘어졌을 때는 어떻게 상처를 낫게 해야 할까요? 체중이 제법 나가는 어르신이 넘어지면 단순히 '후~' 하고 약만 발라서는 상처가 오래 남을 수 있습니다.

넘어지면서 주변 사물에 부딪치거나 딱딱한 아스팔트 바닥에 주저앉는 것만으로도 손바닥, 다리, 골반에 시퍼런 멍이 들어 보호자가 약국으로 달려오는 경우가 많습니다. 이럴 때 보호자에게는 한방 응급약인 당귀수산(當歸鬚散)의 효능을 설명하고, 노인 환자가 즉시 복용하도록 안내합니다. 물론 당귀수산은 노인층뿐 아니라 모든 연령층에서 사용할 수 있습니다. 작업

중 혹은 운동 중 발생한 외상에서도 NSAID 제제만큼 진통 효과가 빠른 약입니다. 외상으로 인한 염증은 통증만 참을 수 있다면 자연치유가 가능하지만, 손상 정도가 크거나 면역력이 떨어진 사람은 회복이 더딜 수 있습니다. 당귀수산의 활혈(活血) 작용은 이러한 사람들에게서 손상 조직의 염증을 빠르게 완화하고 회복을 돕는 역할을 합니다.

당귀수산의 구성 약재와 역할

당귀수산은 활혈(活血) 작용의 당귀(當歸), 작약(芍藥), 행기진통(行氣鎭痛) 작용의 오약(烏藥), 향부자(香附子), 거어혈(祛瘀血) 작용의 소목(蘇木), 홍화(紅花), 도인(桃仁)이 주된 구성 약재입니다.

여기에 혈관 확장을 유도하는 계지(桂枝)가 추가되어, 상처 부위의 혈액순환을 촉진하는 역할을 합니다.

타박 후에는 외상 출혈이 생기거나, 피부 안쪽에 멍이 드는 내상 출혈이 발생하기도 합니다. 이때 상처 주변에 부종과 발열이 생기고 통증이 동반되는데, 노인 환자의 경우 이런 출혈성 외상이 다른 질환으로 번질까 걱정돼 보호자가 약국을 찾는 경우가 종종 있습니다. 물론 골절이나 실금이 의심되고 통증이 심할 때는 병원 진료가 우선이지만, 응급조치 이후 병원에서 처방된 진통·소염제와 당귀수산을 병용하면 상처 회복속도가 훨씬 빨라지는 경우도 많습니다.

당귀수산 복용 시 주의사항-체력이 약한 사람은 복용 시 주의

당귀수산의 주된 작용은 혈류를 빠르게 돌려 멍과 같은 '죽은 피(어혈)'를 제거하고 새로운 조직을 재생하는 것입니다. 따라서 체력이 약한 사람에게는 다소 주의가 필요합니다.

구성 약재 중 당귀와 도인은 대변을 부드럽게 하는 윤장(潤腸) 작용이 있어, 설사 경향이 있는 환자에게는 복용량을 조절해야 합니다. 다행히 한방 과립제의 경우 1회 복용량을 줄이는 식으로 상태에 맞춰 조절할 수 있으므로 약국에서는 환자 상태를 고려해 안내할 필요가 있습니다.

당귀수산의 사용법-외상 후 빠르면 빠를 수록

당귀수산은 외상 직후 복용할수록 회복 속도가 빠르며, 상처가 아문 뒤에도 후유증이 거의 남지 않는 경우를 많이 경험했습니다. 외상 후 시간이 지나 복용하면 염증성 노폐물 제거와 조직 재생 과정에서 약효가 충분히 발휘되지 못하기 때문으로 보입니다.

만약 겉으로 큰 외상이 없어 보이더라도, 충돌이나 타박으로 근육이 놀라 뻣뻣해진 경우 당귀수산을 함께 투약하는 것도 적절합니다. 미세한 근조직 손상이 육안으로는 보이지 않을 수 있기 때문이죠. 이때 당귀수산의 활혈 작용은 통증 완화와 순환 회복에 큰 도움이 됩니다.

마무리

거동이 불편한 노인 인구가 점점 늘고 있습니다. 요양원이나 재가 돌

봄 환경에서도 노인의 타박상은 언제든 발생할 수 있으며, 이 때문에 보호자들이 약국을 찾는 일이 잦습니다. 그럴 때마다 당귀수산을 2~3일 치 투약하면 자잘한 통증과 부종이 가라앉고, 시퍼런 멍이 빠르게 노랗게 변하며 낫는 과정을 종종 확인합니다.

보호자들에게는 상처가 충분히 회복될 때까지 일정 기간 복용을 권하지만, 병원에서 받은 약이 이미 많거나 추가 복용이 부담스러워 중단하는 경우도 있습니다. 그럼에도 불구하고 초고령사회로 진입한 지금, 약국에 반드시 비치해야 할 필수 한방약 중 하나가 당귀수산이라 확신합니다.

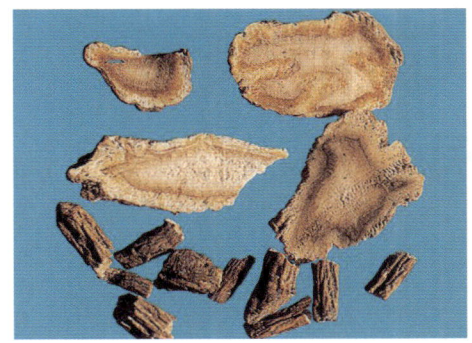

약명: 당귀 當歸 Angelicae Gigantis Radix

성미: 溫性, 甘, 辛

귀경: 心 肝 脾

효능: 補 血/活血止痛/潤 腸

참고서적

1. 본초학, 영림사출판

2. 한의학 순환구조론, 이학로 著

3. 30처방으로 보는 한방병리, 이종대 著

4. 새로보는 방약합편 하통(증보방), 이종대 著

위령탕 胃苓湯

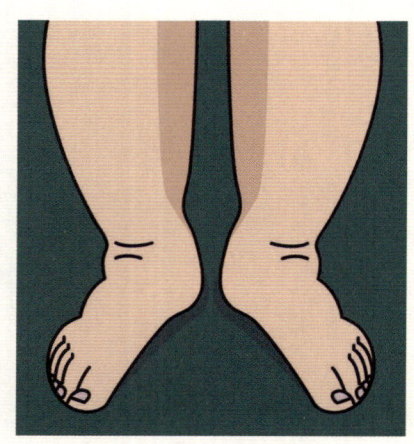

"소화가 잘 안 되면서 얼굴과 몸이 붓는 것 같은데, 먹을 만한 약이 있을까요? 어제 저녁에 야식을 먹어서 그런지, 오늘 아침부터 손이 부으면서 주먹이 잘 쥐어지지 않을 만큼 뻑뻑하네요. 요즘은 대변도 좀 묽고 가끔 설사도 해요." 이처럼 소화 장애와 부종을 함께 호소하는 환자들이 종종 있습니다. 몸이 붓는 것은 혈액 내 단백질 성분이 부족하여 혈액과 조직액 간 삼투압 차이가 발생하고, 그로 인해 혈장 성분이 조직액으로 이동하면서 조직액의 부피가 증가해 생기는 증상입니다. 의외로 부종을 완화할 수 있는 일반의약품이 많지 않습니다. 일부 제약사에서 생약 성분의 이뇨제나 혈관 투과성을 개선하는 방법으로 부종을 완화하는 약을 출시하고 있지만, 적용 범위가 좁아서인지 뚜렷한 효능을 본 환자를 경험하지 못했습니다. 몸이 부었다 싶어 약국을 찾는 사람들의 대부분은 과로, 스트레스, 불규칙한 식사가 원인입니다. 대부분 일시적인 증상이라 생각해 병원을 찾기보다는 피로 회복제 정도를 구입하려는 경우가 많습니다. 하지만 이런 경우 단순히 생기를 주는 피로 회복제보다는, 한방과립제인 위령탕(胃苓湯)을 사용하면 보다 근본적인 부종 개선 효과를 얻을 수 있습니다. 기존에도 위령탕은 소화 기능 저하로 복통이나 설사를 일으키는 장염 증상에 흔히 쓰이고 있지만, 과로·스트레스·불규칙한 식습관으로 인한 습체(濕滯)성 부종에도 훌륭한 효과를 보입니다.

위령탕의 구성 약재와 역할

위령탕은 소화기의 불필요한 습(濕)을 제거하는 소화를 돕는 평위산(平胃散)과 체내에 편중된 수분을 소변으로 배출시켜 부종을 완화하기 위해 택사(澤瀉), 백출(白朮), 복령(茯苓), 저령(豬苓), 계지(桂枝)로 구성된 오령산(五苓散), 두 처방을 합방(合方)하여 만든 한약 처방입니다. 위령탕의 효능은 평위산과 오령산 각각의 효과를 단순히 합친 것 이상입니다. 거습(祛濕), 이수(利水), 이뇨(利尿)의 작용이 상호 협동적으로 작용해, 단독 처방보다 약국에서 부종 환자에게 더욱 빠르고 안정적인 효과를 보여주었습니다. 특히 위령탕에 포함된 작약(芍藥)은 유간지통(柔肝止痛) ― 즉 근육통 완화 ― 작용을 가지며, 서늘한(微寒) 성질로 강한 거습약들의 조열성을 완화시켜 처방 전체의 균형을 잡는 역할을 합니다.

위령탕의 적응증과 감별 포인트

위령탕은 소화력 저하로 인한 소화불량과 잦은 설사에 사용하는 처방입니다. 음식물이 제대로 소화되지 못하면 체내 수분의 편중으로 부종이 생길 수 있습니다. 만약 소화불량과 무관한 부종이라면 위령탕은 적절한 선택이 아닐 수 있습니다. 약국 임상에서 위령탕 증(證) 여부를 판단할 때는, 소화불량과 부종 외에도 아래와 같은 부수 증상을 함께 확인할 필요가 있습니다. 심장 두근거림, 불안·초조감, 어지러움, 두통과 같은 증상이 동반된다면 위령탕 복용 후 뚜렷한 개선 효과를 기대할 수 있을 것입니다.

한방에서 보는 부종의 구분

한방에서 부종은 실증(實證)과 허증(虛證)으로 나눕니다. 실증성 부종은 습체(濕滯, 국소적으로 수분이 집중된 상태), 기울(氣鬱, 정서적으로 기분이 꽉 막혀 있는 상태)등과 같이 비교적 뚜렷한 원인에 의해 발생한 부종을 의미합니다. 허증성 부종은 기허(氣虛, 에너지 부족), 음허(陰虛, 자윤의 부족), 양허(陽虛, 열에너지 부족) 등과 같이 체내 필수 성분의 부족에 의해 발생한 부종을 의미합니다.

이 중 위령탕은 습체로 인한 실증성 부종에 사용합니다. 다만 약국 임상에서는 두세 가지 원인이 복합적으로 작용하는 경우가 많기 때문에, 환자 상담을 통해 위령탕을 중심으로 적절히 처방을 조정할 필요가 있습니다.

임상에의 활용과 실제 사례

70대 여성 환자가 "소화가 잘 안 되면서 몸이 붓는다"고 상담하러 오셨습니다. 자세히 여쭤보니, 얼마 전 우울한 소식을 들은 뒤부터 소화가 안 되기 시작했고 병원 진료를 받아도 증상 변화가 없었다고 했습니다. 며칠 전부터는 얼굴이 붓고, 심장이 두근거리며, 불안감과 불면까지 겹쳐 고통스러워하셨습니다. 평소 쾌활한 성격의 분이라 한방 치료를 권해드렸고, 위령탕 7일분을 복용하시게 했습니다.

일주일 뒤 다시 방문하셨을 때, "소화가 좀 되는 것 같고, 아침의 부기가 눈에 띄게 줄었다"고 말씀하셨습니다. 대변이 아직 묽다고 하여 14일분을 추가 복용하도록 안내했는데, 그 후에는 약을 먹지 않아도 될 정도로 회복되었다는 피드백을 들었습니다. 환자분은 "여러 불편한 증상이 사라지니 사는 맛이 난다"고 하셨고, 저 역시 약국 현장에서 보람과 확신을 느낄 수 있었습니다.

마무리

위령탕은 습체로 인한 실증성 부종과 소화불량을 동반한 환자에게 특히 적합하며, 불안·두근거림·불면 등 동반 증상 완화에도 도움을 줄 수 있습니다. 약국 임상에서 체질과 증상을 꼼꼼히 확인하고 적절히 투약하면, 위령탕은 단기적인 편안함뿐 아니라 일상 회복에도 실질적인 도움을 주는 유용한 처방이라 할 수 있습니다.

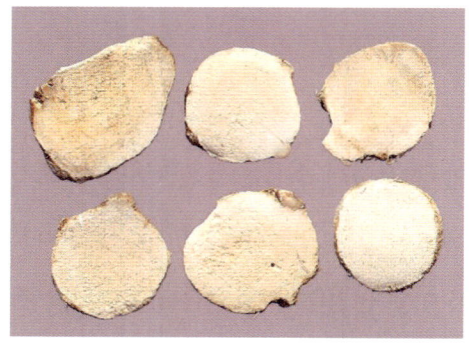

https://nifds.go.kr/nhmi/preview.do?flgrpNo=1980&sn=4

약명: 택사 澤瀉 Alismatis Rhizoma

성미: 寒性, 甘, 淡

귀경: 腎 膀胱

효능: 利水滲濕/淸腎火

참고서적

1. 인체생리학, 라이프사이언스
2. 본초학, 영림사출판
3. 한의학 순환구조론, 이학로 著
4. 30처방으로 보는 한방병리, 이종대 著
5. 새로보는 방약합편 하통, 이종대 著

용담사간탕 龍膽瀉肝湯

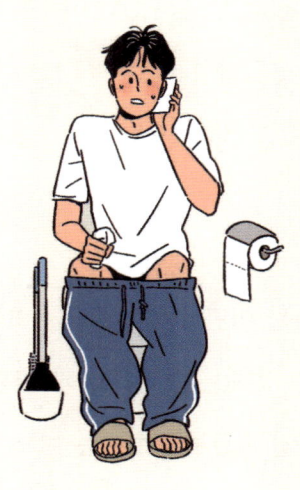

"소변을 볼 때 아프고 소변이 잘 안 나와요."
"사타구니에 땀이 잘 나고 요즘따라 냄새가 좀 나는 것 같아요." "아래가 가렵고 염증이 있는 것 같아서 부인과에 다니는데, 항생제를 먹어도 시원하게 낫질 않네요. 요즘 너무 피곤해서 그런가 봐요." 이처럼 신체 하부에 염증성 증상을 호소하며 약국을 찾는 사람들이 많습니다. 방광염, 사타구니 염증, 질염 등의 진단을 받고 항생제를 복용했지만 낫지 않아 혹시나 하는 마음으로 찾아오는 경우입니다. 또는 병원약 복용 중에는 괜찮다가도 약이 떨어지면 증상이 재발해, 병원약 효과에 실망하고 오는 분들도 있습니다. 이러한 생식기·비뇨기 주변 염증 증상에 검토해 볼 수 있는 대표적인 한방약이 용담사간탕(龍膽瀉肝湯)입니다. 탕약 형태로는 쓴맛이 강하지만, 한방과립제로 복용하면 쓴맛은 줄고 진통소염 효과가 두드러집니다. 특히 사타구니 부위의 피부 트러블로 온 환자라면 외용제와 함께 세트 처방으로 제시해도 효과가 좋습니다.

용담사간탕의 구성 약재와 역할

용담사간탕은 간의 이담(利膽) 작용을 도와 간 기능을 개선하는 용담(龍膽), 황금(黃芩), 치자(梔子)를 주약으로 하는 처방입니다. 이 세 약재는 동시에 청열(淸熱) 작용을 가지고 있어 염증 제거에 효과적입니다. 한방에서는 비뇨기나 생식기에 발생하는 염증의 원인을 습열(濕熱)로 봅니다.

이때 택사(澤瀉), 목통(木通), 차전자(車前子)가 포함되어 소변을 통해 습열을 배출시키며, 보혈약(補血藥)인 지황(地黃), 당귀(當歸)는 혈액 순환을 도와 염증의 회복을 촉진합니다. 즉, 용담사간탕은 하초(下焦)의 습열을 제거하여 비뇨생식기 염증을 가라앉히는 처방입니다.

간과 비뇨생식기 증상의 관계

그렇다면, 이러한 하초 증상들이 간(肝)과는 어떤 관련이 있을까요? 한방에서는 비뇨생식기 주변의 여러 증상을 경맥(經脈)의 흐름과 연관 지어 이해합니다. 12경맥 중 하나인 족궐음간경(足厥陰肝經)은 비뇨생식기 부위를 지나기 때문에, 스트레스나 과로로 간이 울체(鬱滯)되면 이 경맥의 흐름이 막혀 관련 부위에 염증이나 통증이 생긴다고 봅니다.

따라서 용담사간탕으로 울체된 간을 풀어주면, 경맥을 따라 나타나는 비뇨생식기 증상이 자연히 완화됩니다.

용담사간탕 복용 시 주의점과 적합한 체질

용담사간탕은 차고 쓴 성질의 약재 위주로 구성되어 있습니다. 따라서 비위가 약한 사람이 복용할 때는 주의가 필요합니다. 하지만, 한방과립제는 단기간 복용 시 용량 조절이 가능하고, 전분성 첨가제의 단맛 덕분에 쓴맛이 완화되어 복약 순응도가 높습니다.

약국에서는 1회 복용량을 조금 줄이거나 복용 시간을 조정하여 환자 상태에 맞게 지도할 수 있습니다. 또한 간의 울체를 풀어주는 효능을 이용해, 약국에 오는 숙취해소를 위한 손님에게 용담사간탕을 활용할 수 있습니다. 체격이 건실하고, 음주량이 많으며, 얼굴이 붉고 열이 많은 사람에게 특히 적합합니다.

임상에의 활용과 실제 사례

용담사간탕의 상담 후 활용한 사례를 소개하겠습니다. 60대 중반의 남성이 "배뇨 시 통증이 있고, 사타구니가 심하게 가렵다"며 상담을 청했습니다. 3개월 전 처음 증상이 생겼을 때는 큰 병이 아닌가 싶어 대학병원에서 정밀 검사를 받고 항생제를 복용했으나, 약을 먹는 동안만 좋아졌다가 끊으면 다시 재발했다고 합니다. 두 번째 처방약도 효과가 없어 실망한 그는 "동네 한방약국의 도움을 받아볼까 해서 왔다"고 했습니다.

체격이 크고 얼굴이 울긋불긋했으며, 상담 내내 "왜 이렇게 오래 치료해도 안 낫느냐"며 격앙된 모습을 보였습니다. 이러한 성급하고 억울함을 잘 느끼는 성격은 한방적으로 볼 때 간이 울체된 사람에게서 자주 나타납니다. 이에 용담사간탕 1주일분을 투약했습니다. 일주일 뒤 다시 방문한 환자는 "3개월 동안 대학병원 교수님들도 못 고친 증상을 여기 와서 고친 것 같네요." 라고 말하며 감사의 인사를 전했습니다. 그 후 2주일분을 추가로 복용하고 더는 재발하지 않았습니다.

마무리

용담사간탕은 단순한 염증 치료제에 그치지 않고, 환자의 외형·성격·체질을 관찰해 간 울체형 체질에 맞게 사용하면 약국의 대표적인 간 해독·진정·청열제로도 활용할 수 있습니다. 염증, 배뇨통, 사타구니 트러블뿐 아니라 스트레스로 인한 간기울결, 숙취, 안면홍조 등에도 적절히 응용할 수 있는 실전 한방 처방입니다.

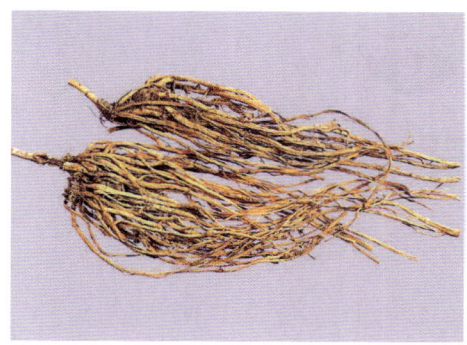

https://nifds.go.kr/nhmi/preview.do?flgrpNo=1665&sn=1

약명: 용담 龍膽 Gentianae Scabrae Radix et Rhizoma

성미: 寒性, 苦

귀경: 肝 膽

효능: 清熱燥濕/瀉肝定驚

참고서적

1. 본초학, 영림사출판
2. 한의학 순환구조론, 이학로 著
3. 방제학, 영림사출판
4. 한방병리학, 한의문화사출판
5. 30처방으로 보는 한방병리, 이종대 著
6. 새로보는 방약합편 하통, 이종대 著

형개연교탕 荊芥連翹湯

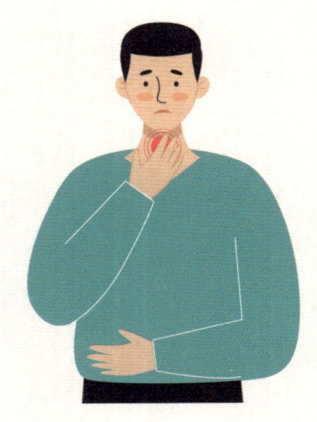

"우리 아이가 감기에 걸린 것 같아요. 목이 붓고, 코가 막히며 노란 콧물이 꽉 차 있어요. 점점 귀까지 아프다고 하는데, 휴일이라 병원이 다 문을 닫았어요. 약국에서 응급으로 복용할 만한 약이 있을까요?"

대체로 초등학생 이하의 어린이는 감기에 걸리면 부모가 약국보다는 병원 진료를 선호합니다. 하지만, 휴일이나 연휴 등으로 주변 병원이 모두 문을 닫았을 때는 보호자가 약국을 찾아 어린이용 감기약을 구매하는 경우가 있습니다. 경증이라면 코감기약, 목감기약, 종합감기약 정도로 대응할 수 있으나, 중이염과 같은 중증이 동반된다면 보호자의 걱정이 큽니다.

어린이는 성인보다 감기의 진행 속도가 빠르고, 열성 감기나 독감으로 쉽게 이환되는 경우가 많습니다. 또한, 편도염과 같은 인후염이 이관(耳管)을 통해 귀로 번져 중이염이 발생하는 사례도 빈번합니다. 이때 약국에서 제공할 수 있는 한방약이 형개연교탕(荊芥連翹湯)입니다. 성인 감기 환자는 패독산증 환자가 많지만, 어린이는 형개연교탕 증상이 많았습니다.

형개연교탕의 구성 약재와 역할

형개연교탕은 다음과 같은 약재로 구성됩니다. 청열/해열은 황련(黃連), 황금(黃芩), 황백(黃柏), 치자(梔子), 박하(薄荷), 시호(柴胡), 형개(荊芥), 소염은 연교(連翹), 방풍(防風), 백지(白芷), 길경(桔梗), 그리고 음혈(陰血) 보충을 위해 당귀(當歸), 작약(芍藥), 천궁(川芎), 지황(地黃)(이상의 네 약재는 사물탕 구성)이 포함되어 있습니다.

한방에서는 어린이를 소양지체(少陽之體)로 보아 양(陽)의 기운이 많고, 음(陰)이 부족하다고 합니다. 실제 감기에 걸리면 열이 쉽게 오르고 땀이 많이 나며, 설사로 체액이 부족해지는 아이가 많습니다. 따라서 형개연교탕은 과도한 열을 내리는 청열약(淸熱藥)과 부족한 음(陰)을 보충하는 보음약(補陰藥)을 결합해, 어린이 맞춤형 감기약 역할을 합니다.

특히 소염작용의 약재는 혈관과 림프관을 자극해 염증성 노폐물 이동과 신생조직 형성을 도와 중이염 치료에 적합합니다. 따라서, 인후염과 중이염이 동반된 어린이 감기에는 형개연교탕이 적절한 치료약이 될 수 있습니다.

형개연교탕 복용 시 주의사항

임상에서 과립제를 사용하면 평소 변비 경향이 있는 어린이는 변비가 심해지는 경우가 있습니다. 이는 청열약의 조습력(燥濕力)이 작용한 결과로 추정됩니다. 물론 약 복용이 끝나면 변비는 다시 평소 수준으로 돌아옵니다. 따라서 형개연교탕 과립제를 사용할 때는 변비 여부를 확인하는 것이 필요합니다.

임상에의 활용과 실제 사례

저희 약국은 주말에도 운영하여 휴일 병원을 갈 수 없는 보호자들이 자주 방문합니다. 어느 날 7세 여아의 엄마가 미열이 있는 아이를 위해 해열제를 구입하고자 전화 문의 후 방문했습니다. 엄마는 아이가 감기에 걸리면 중이염이 잘 생긴다며, 소염제가 있는지 물으셨습니다. 이에 형개연교탕을 해열제와 함께 3일치 투약했습니다. 며칠 후, 엄마는 약국에 다시 방문하여 "아이의 귀가 아팠는데, 과립약을 한 포 복용시켰더니 다음 날 귀가 안 아팠어요. 남은 약도 복용 후 다른 감기 증상까지 모두 나았습니다." 라 복용 후기를 전해 주었습니다.

유소년기 중이염은 항생제를 장기간 복용해야 하거나 통증이 심해, 보호자 입장에서는 치료 후에도 '상처뿐인 영광'이 되기 쉽습니다. 하지만 초기에 형개연교탕으로 중이염을 막으면, '상처 없이 깨끗한 영광'으로 아이가 쉽게 중이염을 넘어갈 수 있습니다.

마무리

형개연교탕은 어린이 감기, 특히 인후염과 중이염이 동반될 때 초기에 사용할 수 있는 효과적인 한방 처방입니다. 청열·소염 작용으로 열과 염증을 가라앉히고, 적절히 사용하면 장기간의 항생제 치료를 피하고 중이염 합병증을 예방할 수 있는 안전한 선택이 됩니다.

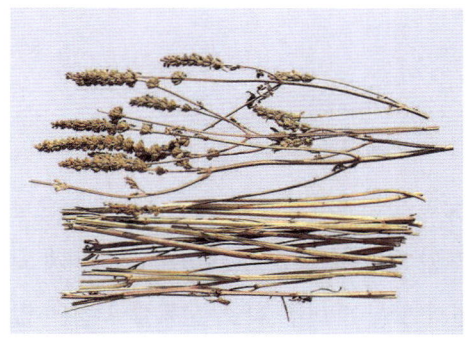

https://nifds.go.kr/nhmi/preview.do?flgrpNo=1985&sn=1

약명: 형개 荊芥 Schizonepetae Spica

성미: 溫性, 辛

귀경: 肺 肝

효능: 祛風解表/祛風解痙/祛風透疹/療 瘡/炒炭止血

참고서적

1. 본초학, 영림사출판
2. 한의학 순환구조론, 이학로 著
3. 동의생리학, 집문당출판
4. 30처방으로 보는 한방병리, 이종대 著
5. 새로보는 방약합편 중통, 이종대 著

방풍통성산 防風通聖散

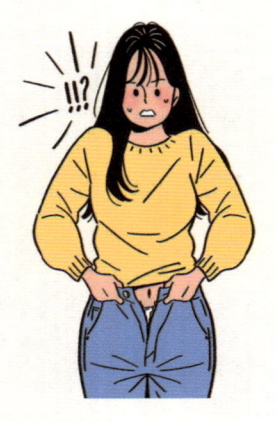

"날씨가 더워지고, 입맛이 땡기는데 약으로 좀 안 되나요? 퇴근 후 야식을 자주 먹게 되면서 뱃살이 너무 쪄요. 운동할 시간은 없고, 매일 보는 대변도 시원치 않아요. 어떻게 안 되나요?"

저도 한때는 '약을 먹어 다이어트를 하다니, 다이어트에는 역시 운동이 최고야'라고 생각했습니다. 하지만 약국에서 다이어트 약을 찾는 손님들과 비슷한 나이대가 되니, 운동할 시간이 부족하고 과로로 인해 허기져 식탐이 생기는 상황을 점차 이해하게 되었습니다. 최근 전 세계적으로 다이어트 신약 연구가 활발하며, 미래 만성질환 예방약으로 주목받고 있습니다. 또한 외모에 대한 관심이 심화되면서, 다이어트조차 뷰티 산업의 트렌드처럼 인식되어 동네 약국까지 살을 빼고 싶어 하는 사람들이 늘어나고 있습니다. 그중 방풍통성산(防風通聖散)은 잘 붓고, 살이 찌며, 식사량에 비해 배변량이 부족한 사람에게 적합한 한방약입니다. 다만 환자의 체질적 특성을 고려하지 않으면 기존의 일반 다이어트 보조제 정도로만 활용될 수 있습니다.

방풍통성산의 구성 약재와 역할

방풍통성산은 여러 약재를 조합해 체열을 낮추고 배변을 돕는 처방입니다. 활석(滑石)은 이뇨(利尿)작용을 통해 체열을 내리고, 석고(石膏)·황금(黃芩)·박하(薄荷)·치자(梔子)는 청열(淸熱)작용을 하며, 마황(麻黃)·형개(荊芥)·방풍(防風)은 발산(發散)작용을 수행합니다. 또한 대황(大黃)과 망초(芒硝)는 배변량을 증가시키는 사하(瀉下)작용을 하며, 길경(桔梗)과 연교(連翹)는 화(火)로 인한 염증을 제거합니다. 당귀(當歸), 작약(芍藥), 천궁(川芎)은 혈액순환을 촉진해 체열 감소를 돕습니다.

이처럼 방풍통성산을 구성하는 대부분의 약재는 체열을 내리는 기능을 가지고 있어, 체열이 많고 열성체질인 환자에게 효과적입니다. 변비 경향이 있으며 피부 발진으로 덮여 있는 상태라면 사하와 소염 작용을 통해 증상을 완화할 수 있습니다.

방풍통성산 복용 시 주의사항

방풍통성산은 체열을 내리고 땀을 흘리게 하는 작용을 이용하는 약이므로, 소화력이 약하고 체열이 많지 않은 사람에게는 적합하지 않습니다. 반대로 소화력이 좋고 체격이 건강한 열성체질 비만자에게 투약하면 배변이 수월해지고 배변량도 증가해 뱃속이 편안해지는 효과를 기대할 수 있습니다. 장기간 복용(2~3개월) 시에는 몸이 가벼워지고 부종이 줄어들며, 피부염 환자라면 피부 상태 개선 효과도 경험할 수 있습니다.

다만 장기간 복용 중 체력이 떨어지거나 면역력이 저하되면 감기에 걸리기 쉬우므로, 복용 중 상담이 필요합니다. 결국 다이어트가 필요한 모든 사람에게 방풍통성산이 적합한 것은 아니지만, 30~50대 비만 여성 중 체열, 부종, 변비가 있는 경우에는 신체 상태가 호전되는 사례가 확인되었습니다.

임상에의 활용과 실제 사례

한 50대 후반 여성 환자가 약국을 찾아왔습니다. 그녀는 갱년기가 시작되면서 체중이 증가하고, 하체 부종 때문에 걸을 때 다리가 무겁게 느껴졌습니다. 병원에서는 운동을 열심히 하라는 충고만 받았다고 합니다. 하루 10시간 재봉사로 근무하며, 퇴근 후 주부로서의 역할도 소홀할 수 없는 현실에서 운동할 시간은 없었습니다.

환자는 체격이 크지 않지만 체중이 증가해 체격이 커 보였고, 피부는 건강한 혈색을 띠고 있었습니다. 소화력이 좋아 식사 후 배가 불러 뱃살이 찌는 느낌이 들고, 매일 아침 시원하게 배변하기가 어려워 잔변감도 있다고 하였습니다. 갱년기로 인해 체열이 늘어나 더위를 많이 타는 몸 상태였습니다.

이에 하체 부종을 개선하기 위해 방풍통성산 15일분을 투약하였습니다. 15일 후 방문했을 때, 장단지 부기가 크게 줄었다고 자랑하였고, 복용에 불편감은 없었습니다. 이후 1개월분을 추가로 투약하고 종료하였으며, 환자는 보행이 매우 편안해지고 다리가 가벼워졌다고 하였습니다. 이후 지인을 소개하며 만족감을 표현하였습니다.

마무리

방풍통성산은 체열이 많고, 부종·변비가 동반되는 체질에 적합한 한방 다이어트·체질 개선 처방입니다. 단순히 체중을 줄이는 목적뿐 아니라, 체내 열을 내리고 배변을 원활하게 하며 혈액순환을 개선해 체형과 부종 문제까지 함께 조절할 수 있습니다.

다만 소화력이 약하거나 냉성 체질인 사람에게는 적합하지 않으므로, 복용 전 체질과 상태를 확인하는 것이 중요합니다. 장기간 복용 시에는 체력과 면역 상태를 고려해 상담과 관리가 필요합니다.

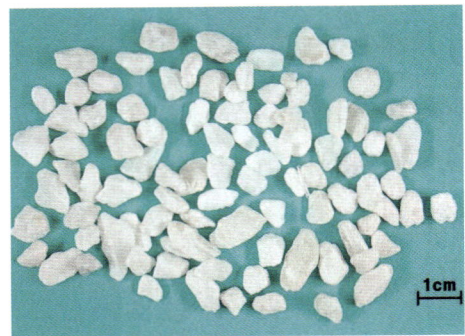

약명: 활석 滑石 Talcum

성미: 寒性, 甘, 淡

귀경: 膀胱 肺 胃

효능: 淸熱利濕/淸暑濕/淸熱水濕

참고서적

1. 본초학, 영림사출판
2. 한의학 순환구조론, 이학로 著
3. 30처방으로 보는 한방병리, 이종대 著
4. 새로보는 방약합편 하통, 이종대 著

사물탕 四物湯

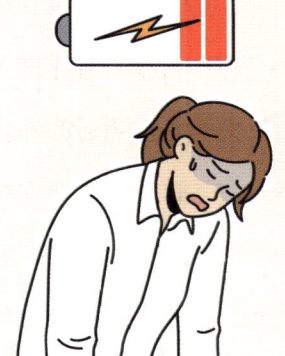

"요즘 눈 밑에 다크서클이 잘 생겨요. 피곤하고 몸도 좀 쳐지는 것 같아요" 혹은 "팔다리가 좀 저리며 혈액순환이 잘 안 되는 것 같은데, 뭐 먹을 만한 약이 있을까요?" 과로와 바쁜 일상생활로 피곤에 지친 사람들이 약국을 찾는 경우가 있습니다. 이런 분들에게 권하기 좋은 약은 비타민 영양제입니다. 보통 2~4개월 동안 복용하는 영양제가 준비돼 있지만, 간혹 좀 더 빨리 좋아지는 약은 없는지 묻는 분들이 많습니다. 비타민은 신진대사를 빠르게 하는 활성 효소로 오래 먹어야 힘이 난다고 믿는 사람들이 많아, 장기간 복용하는 것보다 시간을 당겨 피로 회복 효과 보기를 원하기도 합니다. 매일 피로를 달고 사는 것은 괴로운 일이니까요. 이때 한방약으로 써 볼 수 있는 처방이 사물탕(四物湯)입니다. 사물탕에는 확 기운을 올리거나 힘이 나게 하는, 마치 '단맛 나는 맛있는 캔디' 같은 느낌은 없습니다. 오히려 처음 먹으면 구성 약재의 특성상 중량감으로 살짝 가라앉는 느낌을 받을 수도 있습니다. 하지만 사물탕은 어떤 사람에게는 그 무엇보다 빠르게 기운을 올리고 피로를 덜어내는 영양제가 될 수 있으며, 전신 혈액순환을 강화해 근육 피로감을 줄이고 기분을 좋게 할 수도 있습니다.

사물탕의 구성 약재와 역할

사물탕은 보혈(補血)과 활혈(活血)을 담당하는 당귀(當歸), 천궁(川芎)과 간음(肝陰)을 보충해 양혈(養血)하는 작약(芍藥), 그리고 혈액의 필수 성분을 공급하는 보정(補精)작용의 숙지황(熟地黃)으로 구성된 처방입니다. 한방적 개념인 혈(血)과 관련한 효능을 가진 네 가지 약재는 서로 공조하여 전신 혈액순환 개선을 기대하며 사용됩니다. 좌심실 수축에 의해 박출된 혈액은 동맥을 거쳐 장부 조직의 모세혈관으로 이동하고 대사 과정에 참여해 인체가 항상성을 유지하도록 합니다.

따라서 혈액 순환 능력이 떨어지면 영양분 공급이 부족하고 노폐물이 적체되기 쉬워 각 장부의 기능이 저하될 수 있습니다. 사물탕은 간단한 약재들의 조합이지만, 국소 부위의 정체된 혈류를 개선하여 신체 회복 기능을 높이는 약이라고 생각할 수 있습니다.

사물탕 복용 시 주의사항

사물탕에서 보정·보혈 작용을 하는 숙지황은 맛이 두텁고 자윤(滋潤)이 많은 점니(粘膩)한 약성을 가져 위장에 부담을 줄 수 있으며, 더부룩함과 같은 복용 후 불편감을 유발할 수 있습니다. 따라서 환자의 소화력을 고려하고, 평소 소화제를 자주 복용하지 않는지 확인한 후 투약할 필요가 있습니다.

임상에의 활용과 실제 사례

40대 중후반으로 보이는 남성 손님이 찾아와 피로 회복에 좋은 약을 달라고 했습니다. 일회성으로 반짝할 피로 회복제가 아닌, 길게 복용할 만한 약을 찾고 있었습니다. 최근 며칠간 여러 약국을 다니며 피로 회복제를 마셔봤지만, 그때뿐이라고 투덜거렸습니다. 상담 결과, 그는 일이 많아 야근하는 날이 많고 잠을 자도 편히 못 잔다고 했습니다. 입맛과 소화는 좋으며, 식후 바로 눕는 것도 문제없을 정도로 위장은 튼튼했습니다. 구릿빛 근육질 체격으로 건강미가 넘쳐 보였지만, 피곤할 때마다 어두운 낯빛과 눈 밑 다크서클이 생긴다고 합니다. 최근에는 선 채로 일을 많이 해서 발바닥과 다리에 근육통이 있고, 누우면 다리가 저린 느낌이 들어 발밑에 이불을 몇 장 깔아야 편하다고 했는데, 이는 다리 아래쪽 혈액순환이 잘 되지 않아 생긴 증상으로 보였습니다.

그 분께 사물탕 1주일분을 투약했습니다. 약 1개월 후, 손님은 전에 복용했던 약 반응에 대해 이야기하며 1주일분을 추가로 요청했습니다. 당시 사물탕 복용 중 자세히 말하지 않았던 팔다리 저림이 좋아졌다고 했습니다. 요즘에도 많이 움직이는 일을 하지만, 예전과 같은 저림이나 근육통은 현재 줄어든 상태라 합니다. 아마도 사물탕 복용 덕분에 팔다리 끝까지 혈액 순환이 잘 이루어져 일과 생활 모두에서 컨디션이 좋아졌을 것으로 보입니다.

마무리

사물탕은 피로 회복과 혈액순환 개선에 초점을 맞춘 한방 처방으로 혈액을 보충하고 순환을 원활하게 해 전신의 근육과 장부에 영양 공급을 돕기 때문에, 눈 밑 다크서클, 근육 피로, 팔다리 저림 같은 혈액순환 관련 증상을 개선하는 데 효과적입니다. 약재 특성상 환자의 소화력과 평소 위장 상태를 확인한 뒤 투약하는 것이 좋습니다.

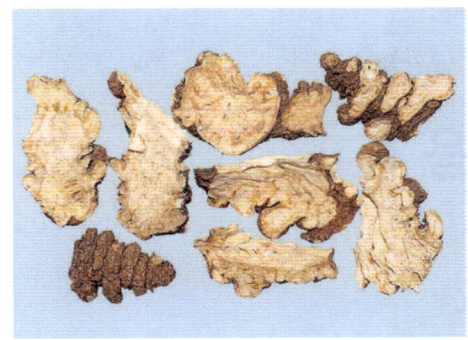

약명: 천궁 川芎 Cnidii Rhizoma

성미: 溫性, 辛

귀경: 肝 膽 心包

효능: 活血行氣/祛風止痛

참고서적

1. 본초학, 영림사출판

2. 한의학 순환구조론, 이학로 著

3. 방제학, 영림사출판

4. 30처방으로 보는 한방병리, 이종대 著

5. 새로보는 방약합편 상통, 이종대 著

삼소음 蔘蘇飮

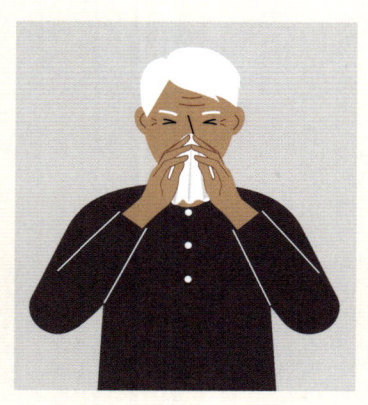

"감기에 걸리고 한 달이 지났는데, 잔기침이 없어지지 않고, 목에서 묽은 가래가 계속 나와요. 기운이 없어 외출도 잘 안합니다. 이럴 때 뭘 먹어야 낫죠?"

감기가 다 나은 뒤에도 이전 건강 상태로 회복되지 않고, 관해기에 다시 콜록거리며 가벼운 기침과 가래가 계속되는 사람들이 있습니다. 병원을 갈 정도로 심하지는 않지만, 일상생활에 불편이 있으니 감기에 좋다는 것은 다 찾아 먹으려는 경우도 있습니다. 이런 환자들에게는 한방약인 삼소음(蔘蘇陰)을 사용할 수 있습니다. 삼소음을 복용하러 오는 환자들은 대체로 연세가 지긋한 장노년층이 많습니다.

현직에서 꾸준히 일을 하기가 어려울 만큼 체력이 바닥난 분들도 있고, 외출할 힘이 없어 보호자가 대신 방문해 상담하는 경우도 많습니다. 이들은 면역력이 낮아 감기에 쉽게 걸리며, 감기를 극복하기 위한 체력과 정신력이 모두 부족한 상태입니다. 삼소음은 이러한 허약 체질의 환자들이 장기간 감기로 지친 상태에서 면역력을 높여 감기에서 회복하도록 돕는 약으로 사용할 수 있습니다.

삼소음의 구성 약재와 역할

삼소음에는 거담(祛痰) 작용이 뛰어난 이진탕(二陳湯), 즉 반하(半夏), 복령(茯苓), 진피(陳皮), 감초(甘草)가 포함되어 있어 기관지에 남아 있는 가래를 제거하는 데 탁월한 효과를 발휘합니다. 또한, 길경(桔梗)과 전호(前胡)는 기관지 염증을 제거해 기침을 억제하고, 지실(枳實)과 목향(木香)은 흉부의 막힌 느낌을 뚫어주는 행기(行氣) 작용을 합니다. 갈근(葛根)은 두터운 피부 층에 숨어 있는 열을 내보내고 진액을 보충하며, 인삼(人蔘)은 폐(肺) 기운을 높입니다. 마지막으로 소엽(蘇葉)은 체표를 통해 한사(寒邪)를 내보내고, 가슴속에 맺힌 기운을 풀어 흉부를 시원하게 합니다.

길경과 전호가 눈에 보이는 염증을 제거해 기침을 완화한다면, 소엽은 보이지 않는 심리적 우울감을 해소하여 기침을 줄이는 데 기여합니다. 이러한 이유로 삼소음은 오랜 감기로 인해 정서적 우울감을 겪는 환자에게 면역력과 함께 극복력도 주는 약으로 볼 수 있습니다.

삼소음 복용 기준

약국에서 흔히 볼 수 있는 삼소음 증상은 기침과 가래입니다. 거담과 진해가 목적이라면 일반 진해거담제를 사용하면 되지만, 기운이 너무 부족하고 체력이 약한 환자라면 삼소음을 선택해야 합니다. 반대로 체력이 좋고 감기 증상이 실증처럼 활발하게 진행 중인 경우에는 면역력이 정상으로 보여 삼소음 투약이 적절하지 않을 수 있습니다.

실제로 한 환자는 삼소음을 복용한 뒤 기침과 가래가 더 심해졌다는 불만을 제기했는데, 상담 과정에서 면역력이 낮은 것 같다는 보호자의 말만 듣고 투약했기 때문입니다.

나중에 확인해보니, 그 환자는 필라테스를 가르치는 체격 좋은 강사였는데, 그렇기에 삼소음이 안 맞는 사람의 유형이지 않았나 생각이 들었습니다.

임상에의 활용과 실제 사례

연세가 지긋한 할머니가 남편의 잔기침이 낫지 않는다며 약국을 찾았습니다. 남편은 80세가 넘는 고령이지만 큰 병은 없었고, 최근 입맛이 줄어 식사량도 감소한 상태였습니다. 기운이 부족해 활동량이 줄고 외출도 귀찮아해 체력이 점점 떨어지고 있었습니다. 할머니는 우선 기침이 먼저 나아야 한다고 당부했습니다.

남편은 체격이 조금 왜소하고 찬 것을 싫어하며, 따뜻한 음식과 음료를 선호했습니다. 원래 조용한 성격이지만 잔기침이 지속되니 대화가 어려웠다고도 하십니다. 이후 삼소음 1주일분을 투약했습니다.

나중에 할머니가 약국에 들러, 지난번 약을 복용한 뒤 오랫동안 고생하던 남편의 기침이 좋아졌다고 전했습니다. 이번에는 입맛을 올릴 수 있는 약을 요청하여, 식욕과 체력을 높이는 영양제를 함께 제공했습니다.

마무리

삼소음은 감기 후 잔기침과 체력 저하로 힘든 환자에게 적합한 한방 처방입니다. 단순 증상 완화가 아닌 면역력과 기관지 기능 회복까지 돕습니다. 환자의 체력과 면역 상태를 고려해 투약하면 보다 안전하고 효과적인 회복을 기대할 수 있습니다.

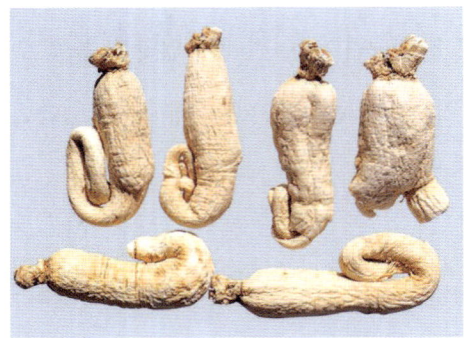

https://nifds.go.kr/nhmi/preview.do?flgrpNo=1967&sn=1

약명: 인삼 人蔘 Ginseng Radix

성미: 微溫性, 甘, 微苦

귀경: 脾 肺

효능: 大補元氣/補脾益肺/生津止渴/安神增智

참고서적

1. 본초학, 영림사출판
2. 한의학 순환구조론, 이학로 著
3. 30처방으로 보는 한방병리, 이종대 著
4. 새로보는 방약합편 중통, 이종대 著

보중익기탕 補中益氣湯

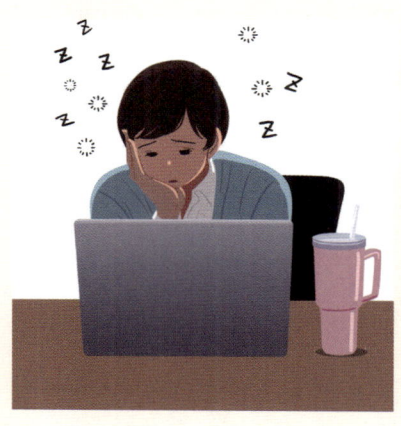

"요즘 기운이 없어 눕고만 싶고, 해야 할 일이 많은데 귀찮게 느껴지고 쉬고만 싶어요. 또, 원래는 땀이 잘 안났었는데, 요즘따라 식은 땀도 흘리는 것 같아요. 아마 일하는 중에 기운이 떨어지면 땀이 나는 것 같아요. 밥맛도 잘 없어요."

위와 같은 증상을 호소하는 사람들은 처음에는 동네 병원에서 비타민 주사, 알부민 주사 등 수액을 맞는 경향이 있지만, 큰 차도가 없으면 약국으로 와 상담을 청하기도 합니다. 약국에서 판매하는 기운을 올려주는 일반 피로회복제는 잠깐 동안만 효과가 느껴져 아쉬울 때가 많습니다. 이럴 때 활용할 수 있는 한방약이 보중익기탕(補中益氣湯)입니다. 과립제 특성상 한두 포만 먹으면 반짝 효과가 느껴지는 느낌은 없지만, 복용 기간을 늘려 권해 본다면 기존 피로회복제보다 가성비와 회복력이 뛰어난 약이 될 수 있습니다. 다만, 보중익기탕은 적합한 체질

범위가 정해져 있어 이를 넘어서는 경우 불편감이 발생할 수 있으므로, 적합 체질에 대한 이해가 선행되어야 하고, 일부 환자에게는 최고의 피로회복제로 작용할 수 있습니다.

보중익기탕의 구성 약재와 역할

보중익기탕은 체내 기(氣)가 부족한 사람에게 사용하는 대표 처방입니다. 기를 보충하는 황기(黃芪)와 인삼(人蔘), 혈(血)을 보충하는 당귀(當歸), 비위(脾胃)를 조습하게 해 건강하게 만드는 백출(白朮)과 진피(陳皮), 그리고 과도한 보기(補氣) 작용을 조절하는 승마(升麻)와 시호(柴胡)가 소량 포함되어 있습니다.

승마와 시호는 '아래로 무너져 있는 것을 들어 올리는' 승거하함(升擧下陷)작용을 한다고 알려져 있습니다. 다만 소량 첨가되어 해열(解熱)과 소간(疏肝)작용을 함으로써, 기운을 직접 올리는 역할보다는 황기와 인삼의 과도한 보기(補氣)작용을 조절하여 균형을 맞추는 역할을 하는 것으로 이해할 수 있습니다. 따라서 보중익기탕에 포함된 승마와 시호는 처방의 효능이 환자에게 잘 전달되도록 하는 화룡점정의 역할을 한다고 볼 수 있습니다.

보중익기탕 복용 시 주의사항

보중익기탕은 '음허내열(陰虛內熱) 체질'에는 사용을 피해야 한다는 주의가 있습니다. 주 약재인 보기약(황기, 인삼)과 건비약(백출, 진피)은 몸의 진액이 부족한 환자에게 복용 후 열감이나 불편감을 유발할 수 있습니다. 이러한 열감은 단순한 온열 효과가 아니라 강한 보기 작용으로 인해 순환이 촉진되며 나타나는 현상으로, 얼굴이 빨개지거나 혈압이 일시적으로 오르는 느낌으로 표현될 수 있습니다.

따라서 보중익기탕이 적합하지 않은 체질을 구별하는 것이 중요합니다. 보중익기탕이 잘 맞는지 판단할 때는 기허 증상만 고려해서는 안 되고, 체내 열이나 화가 적고, 신경증이 심하지 않아야 합니다. 저는 이를 '마른 장작이 불에 타기 쉽다'는 기준으로 이해하며, 기운이 없다고 하더라도 '마른 장작'과 같은 체질이라면 복용 여부를 신중히 판단해야 합니다.

임상에의 활용과 실제 사례

60대 여성 환자가 약국을 찾았습니다. 평소 힘이 없을 때면 밑(자궁)이 잘 빠진다고 하시는 분이었습니다. 병원에서는 약을 먹을 정도는 아니라고 가볍게 진단을 받고 수일분의 약만을 처방받았지만, 자각증상이 심해 처방약을 복용할 때면 위장에 부담이 가서 오히려 약을 기피하게 된다고 했습니다. 증상이 나타나면 누워 쉬는 것이 유일한 방법이라고 하셨습니다.

이 환자는 유치원생 손주를 돌보며 소정의 용돈을 받는 평범한 할머니였습니다. 요즘 손주를 돌보기가 힘들게 느껴지고, 그때마다 밑이 빠져 사실대로 딸에게 얘기도 못하고 안절브절 하신답니다. 과거 젊을 때도 기운이 없으면 아래가 내려가는 경험을 했으며, 그때마다 휴식이 보약이라는 생각으로 별다른 치료를 하지 않았다고 합니다. 소화력은 좋지 않고, 매 끼니 소식(小食)을 하며, 밤잠도 편히 자지 못할 때가 있습니다. 체격은 보통이고, 체열도 정상 수준입니다.

이후 '함몰된 하체'를 승양거함(升陽擧陷)작용으로 올릴 수 있도록 보중익기탕 7일분을 투약했습니다. 일주일 후 재방문하여 약효가 있는 듯해 추가로 7일분을 투약했고, 이후 추가 복용은 하지 않았습니다. 오랫동안 보약처럼 복용하면 더 좋았겠지만, 손주를 돌보는 바쁜 일상 때문에 추가 방문은 어려워 아쉬움이 남는 사례로 기억됩니다.

마무리

보중익기탕은 기허로 인해 전신이 무기력하고 피로한 환자에게 적합한 한방 처방입니다. 단순한 에너지 보충제보다 체력 회복과 장부 기능 강화에 도움을 줄 수 있습니다. 환자의 체질과 증상을 꼼꼼히 살펴 적절히 투약하면, 일상생활 속 피로감 완화와 기력 회복을 동시에 기대할 수 있습니다.

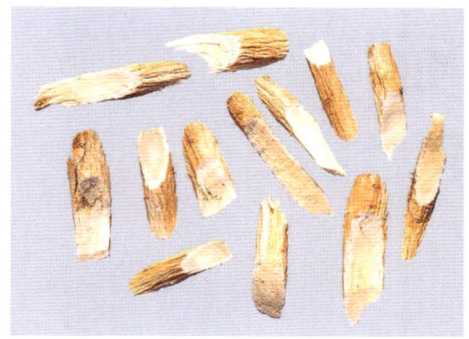

약명: 황기 黃芪 Astragali Radix

성미: 溫性, 甘

귀경: 肺 脾

효능: 補氣昇陽/益衛固表/托瘡生肌/利水退腫

참고서적

1. 본초학, 영림사출판

2. 한의학 순환구조론, 이학로 著

3. 방제학, 영림사출판

4. 30처방으로 보는 한방병리, 이종대 著

5. 새로보는 방약합편 상통, 이종대 著

을자탕 乙字湯

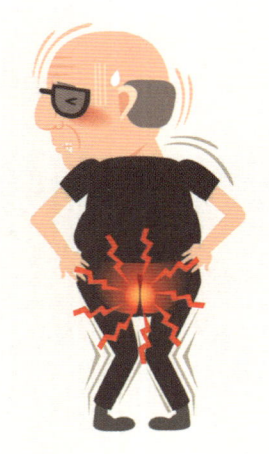

"치질인데 바르는 거 말고 먹는 걸로 뭐 좋은 약 없나요?"

사람들은 흔히 광고에서 나오는 치○을 떠올리기 쉽습니다. 정맥 혈관의 긴장도를 높여 혈관 부종이 감소되도록 하는 방법도 나름 괜찮은 치료법이라고 생각됩니다. 그러나 치질의 유형은 매우 다양하지만 약의 종류는 많지 않아, 많은 분들이 그 유명한 약을 찾게 되는 것 같습니다. 치질 증상을 호소하는 환자를 증상에 따라 분류하면, 변비로 인해 항문이 묵직해 약을 찾는 경우도 있고, 설사 경향으로 장이 아래로 늘어나 이완된 상태인 경우도 있습니다. 치질의 원인으로는 운동 부족과 불편한 좌식 생활, 과도한 음주 등이 있습니다. 이러한 습관이 고쳐지지 않고 만성 단계로 넘어가면 자연 치유가 어렵고, 병원에서 수술이 필요할 수 있으며, 심한 경우 수술 후 재발되어 약을 구입하려 다시 약국을 찾는 일도 있습니다. 한방약으로는 여러 접근 방법이 있지만, 현재 한방과립제로 판매되는 을자탕

(乙字湯)이 대표 처방입니다. 디오스민 성분의 일반약과 병용이 가능하며, 보편적 치료약의 효과가 제한적인 증상에 대해 을자탕은 마치 사막 속 오아시스처럼 느껴질 수 있습니다.

을자탕의 구성 약재와 역할

을자탕(乙字湯)은 대변의 흐름을 원활하게 하는 윤장(潤腸)작용을 가진 당귀(當歸), 간(肝)의 울체를 풀어 기능을 회복시키는 시호(柴胡), 혈관의 염증을 완화하는 황금(黃芩), 그리고 소량의 승마(升麻)와 대황(大黃)이 포함되어 열독(熱毒)을 제거하는 처방입니다. 약국에서 을자탕에 적합한 환자는 대변이 너무 단단하지 않고 허약하지 않으며, 현재 정신적 스트레스를 받고 있는 사람입니다. 소간해울(疎肝解鬱)의 시호는 일상에서 쉽게 스트레스를 받는 현대인에게 활용도가 높습니다.

과도한 스트레스에 노출되면 교감신경에 의해 혈관이 좁아지고, 좁은 혈관으로 혈액 이동이 방해받아 항문의 정맥 혈관이 부풀고 충혈되어 치질 증상이 나타날 수 있습니다. 시호는 스트레스에 의한 간울(肝鬱)을 해소해 혈류를 정상으로 회복시킵니다. 나머지 약재들도 청열(淸熱), 해열(解熱)기능을 가지고 있어, 을자탕은 내열(內熱)을 지닌 환자에게 특히 효과적인 처방입니다.

을자탕 복용 시 주의사항

기허(氣虛)나 혈허(血虛)성 치질 환자에게는 적합하지 않습니다. 허약

으로 근육이 이완되기 쉬운 환자는 설사를 동반하는 경향이 있어 을자
탕 사용이 맞지 않을 수 있습니다. 또한 체열이 적은 허랭 체질 환자에
게는 한랭성 약재 위주의 을자탕 사용 시 세심한 검토가 필요합니다. 약
국 손님 중에서 근육 이완이 심하지 않고, 당일 컨디션에 따라 일시적으
로 치질이 발생한 경우에는 단기간 복용 만으로도 큰 효과를 볼 수 있습
니다.

임상에의 활용

을자탕은 치질 증상을 겪는 환자에게 사용 빈도가 높은 한방약입니
다. 약국에 들어와 처방명으로 직접 요청하는 환자도 있을 정도로 경험
사례가 많습니다. 을자탕을 사용한 환자 유형은 40~60대 활동량이 많
은 사람들이며, 만성 피로가 누적된 경우가 많습니다. 술자리가 잦아 간
피로도 높은 경우도 있었습니다. 변비 경향이 대부분이었지만, 고질적
인 변비는 아닌 경우가 많았습니다.

대부분 7일분 투약만으로도 만족도가 높았으며, 약국에서 적응증에
맞는 환자에게 을자탕을 권하면 복용 후 손님으로부터 '엄지 척' 같은 긍
정적 반응을 받을 수 있습니다.

마무리

을자탕은 내열과 간울로 인해 발생한 일시적 치질 환자에게 적합한
한방 처방입니다. 변비가 심하지 않고, 활동량이 많은 성인에서 특히 효

과적이며, 혈류와 항문 정맥 상태를 개선해 증상을 완화할 수 있습니다. 체질과 증상에 맞춰 적절히 사용하면 바르는 약과 달리 내적 원인을 다스리며 단기간 효과를 기대할 수 있습니다.

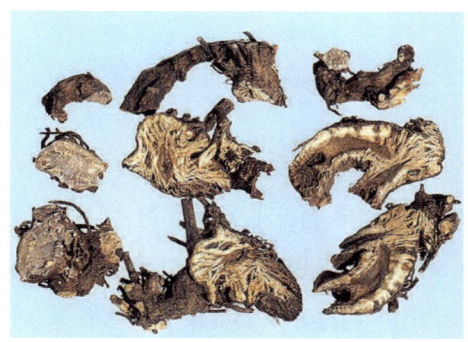

https://nifds.go.kr/nhmi/preview.do?flgrpNo=2008&sn=1

약명: 승마 升麻 Cimicifugae Rhizoma

성미: 微寒, 辛, 微甘

귀경: 肺 脾 胃 大腸

효능: 發表透疹/淸熱解毒/昇陽擧陷

참고셔적

1. 인체생리학, 라이프사이언스출판
2. 본초학, 영림사출판
3. 한의학 순환구조론, 이학로著
4. 한방강의록, 이재희著
5. 30처방으로 보는 한방병리, 이종대著

작약감초탕 芍藥甘草湯

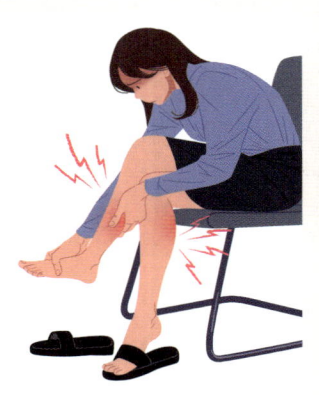

"며칠 전 너무 심하게 운동을 했는지, 온 몸이 뻐근하고 곳곳에 근육통이 생겼어요. 며칠 버티면 괜찮아질 것 같기는 한데, 좀 더 빨리 나을 수 있는 근육통약이 있나요?"

한창 에너지와 기운이 넘치는 20~30대 젊은 사람들 중에는 운동을 즐기는 분들이 많습니다. 인생샷으로 바디프로필을 찍기 위해 헬스로 근육을 단련할 만큼 열정적인 경우도 있습니다. 근육은 근력운동을 통해 하중을 싣고 미세 손상을 준 뒤 휴식을 취하면 이전 상태로 회복되면서 점차 단련됩니다. 그러나 미세 손상이 지나치면 통증을 느끼게 됩니다. 가벼운 정도라면 시간이 해결해 주지만, 심하면 며칠 동안 통증으로 누워 지내야 할 수도 있습니다. 이때 근육이완제나 진통제를 찾는 사람들이 종종 있지만, 작약감초탕(芍藥甘草湯)을 투약하면 의외로 빠르게 회복되어 놀란다는 반응을 전해 듣기도 합니다. 요즘은 작약감초탕이 과립제 외에도 액제, 정제로 생산되어, '약방에 감초'처럼 다양한 증상에 활용 가능한 기능성 한방약으로 평가됩니다.

작약감초탕의 구성 약재와 역할

작약감초탕은 유간지통(柔肝止痛)의 작약(芍藥)과 완급지통(緩急止痛)의 감초(甘草) 두 약재로만 이루어진 처방입니다. 한방에서는 간주근(肝主筋)이라 하여 간이 근육을 주관한다고 보고, 작약으로 간을 부드럽게 하면 근육통이 완화된다고 설명합니다. 작약은 근육의 생리에 영향을 미쳐, 근육이 경직되거나 긴장된 상태에서도 근육을 부드럽게 풀고 운동 능력을 향상시킬 수 있습니다.

감초는 보기약(補氣藥)으로 단맛을 내고 비위(脾胃)를 편하게 하며, 다량으로 사용하면 신체의 경련성 동통(疼痛)을 감소시킵니다. 따라서 작약감초탕이 한방 진통제로 사용될 수밖에 없는 이유를 잘 이해할 수 있습니다.

작약감초탕 복용 시 주의사항

임상에서는 작약감초탕의 효과가 환자마다 달리 나타납니다. 처방이 단순히 두 가지 보익성 약재로 구성되어 있어, 어혈(瘀血)이나 습체(濕滯) 등 다른 원인으로 발생한 통증에는 효과가 약하거나 무효일 수 있습니다.

따라서 환자 상태와 병인을 파악해 적절한 약을 투약해야 합니다. 또한 작약감초탕은 소대장 평활근 운동에 영향을 주어 대변이 묽어지거나 약한 설사 정도의 불편감을 줄 수 있으므로, 장기간 투약이 필요한 경우 대변 상태를 체크하며 주의가 필요합니다.

임상에의 활용

약국에서 작약감초탕을 투약하는 환자는 주로 장단지 근육 경련 때문에 방문합니다. 장단지는 비복근 두 갈래로 구성되어, 다리 근육을 많이 사용하거나 다리 쪽 혈액순환이 원활하지 않을 때 근육 뭉침과 경련성 통증이 발생하며, 이를 '쥐가 난다'고 표현합니다. 이러한 경우 3~5일 정도 짧은 투약으로도 대부분 효과를 볼 수 있습니다.

또한 어깨, 뒷목, 등 부위 근육 뭉침과 경련으로 진통 완화를 원하는 환자에게도 작약감초탕을 기존 일반의약품과 병용 투약하면 만족도를 높일 수 있습니다.

마무리

작약감초탕은 운동 후 발생한 근육통이나 경련성 통증을 빠르게 완화할 수 있는 한방 처방입니다. 근육의 긴장을 풀어주고, 감초가 통증을 부드럽게 조절해 단기간 회복을 돕습니다. 단순 근육통에는 특히 효과적이며, 장기간 복용 시에는 대변 상태를 확인하며 주의하면 안전하게 사용할 수 있습니다. 적절히 사용하면 일반 진통제와 병용해도 만족도가 높은 약입니다.

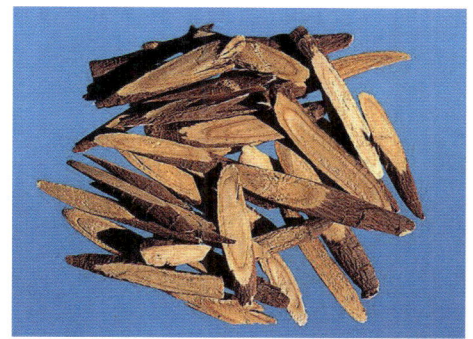

약명: 감초 甘草 Glycyrrhizae Radix et Rhizoma

성미: 平性, 甘

귀경: 心 肺 脾 胃

효능: 補脾益氣/潤肺止咳/緩急止痛/淸熱解毒

참고서적

1. 인체생리학, 라이프사이언스출판

2. 본초학, 영림사출판

3. 동의생리학, 집문당출판

4. 30처방으로 보는 한방병리, 이종대 著

5. 새로보는 방약합편 상통, 이종대 著

영계출감탕 苓桂朮甘湯

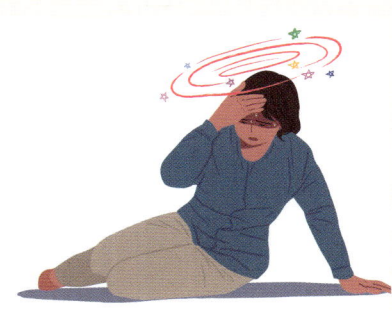

"요즘 앉았다 일어서면 어지러워요. 걷다가 어지러우면 잠깐 벤치에 앉아 쉴 때도 있고요. 이거 빈혈 맞죠?"

약국을 찾는 여성 중에는 어지럼증을 호소하며 빈혈이라 간주하고 적절한 약을 찾는 경우가 있습니다. 일반적으로 빈혈은 혈액 1dL당 헤모글로빈이 12~13g 미만일 때를 말하며, 어지럼증 외에도 피로감, 창백한 피부 등 다양한 증상이 동반될 수 있습니다. 따라서 단순히 어지럼증만 있고, 혈액검사에서 빈혈 수치가 정상이라면 다른 원인을 의심할 수 있습니다. 어지럼증은 귀의 평형기관 이상, 중추신경계 질환, 내과적 질환, 혹은 불안 등 심리적 요인으로 발생할 수 있습니다. 약국에 방문하는 대부분의 환자는 기저질환의 영향이라기보다는 생활 속에서 일시적으로 발생한 어지럼증으로, 병원에 가기 전에 먼저 상담을 요청하는 경우가 많습니다. 만일 마른 체격에 추위를 잘 타고 감기에 쉽게 걸리며 약해 보이는 사람이라면 영계출감탕

(苓桂朮甘湯)을 투약해 볼 수 있습니다. 이들은 스트레스나 체력 소모 시 간헐적으로 어지럼증이 나타나며, 체력 부족과 스트레스가 혈류 감소를 유발할 수 있습니다. 영계출감탕은 혈류를 원활하게 만들어 일시적 순환장애를 정상화함으로써 어지럼증을 개선할 수 있습니다.

영계출감탕의 구성 약재와 역할

영계출감탕은 이수삼습(利水滲濕)의 복령(茯苓)이 체내 정체된 수분과 담음(痰飮)의 흐름을 유도하고, 발산풍한(發散風寒)의 계지(桂枝)가 체표 혈관을 확장하여 혈액 순환을 돕습니다.

이수(利水)작용의 백출(白朮)은 정체된 수분을 배출하도록 합니다. 하지만 영계출감탕은 모든 사람에게 효과가 있는 통용방이 아니라, 계지체질[1]의 사람에게 적합합니다.

계지체질은 외형적으로 마르고, 희고 촘촘한 피부, 단단한 근육, 편평한 복부, 긴장된 복근을 가지며, 다빈도 증상으로 땀이 잘 나고 한랭 통증이 있으며, 심리적 자극에 민감하고 심동계(心動悸)가 잘 나타납니다. 또한 감기에 잘 걸리고 온도 변화에 예민한 특징이 있습니다.

계지체질 환자가 어지럼증, 몸이 차고 잘 붓는 증상을 호소한다면 영계출감탕은 어지럼증 완화, 몸이 따뜻해지고 가벼워진 느낌을 줄 수 있습니다.

---

1) 中醫十大類方, 黃煌 著, 1999년 出版

임상에의 활용과 실제 사례

20대 키가 크고 날씬한 여성이 기립성 현훈(眩暈)을 호소하며 상담했습니다. 학업으로 체력 소모가 많고 충분한 취침시간이 부족해 매일 피곤하고 신경이 예민해졌다고 합니다. 평소 식사량이 적고 시험 기간에는 식사를 거르기도 했습니다. 어느 날 앉았다 일어서면 아찔한 느낌이들어 잠시 멈추고 기댈 곳을 찾아야 할 정도였고, 처음에는 영양 부족 때문이라 생각했습니다.

체력이 약하고 핼쑥해 보이는 상태였으며, 추위를 잘 타고 체열도 낮아 계지체질로 판단하여 영계출감탕 3일분을 투약했습니다. 수일 후 재방문 시, 약을 복용하면 어지럼증이 금방 사라지고 자세를 잡기가 편해진다는 피드백을 받았습니다. 추가로 며칠분 더 투약하면서 규칙적인식사와 충분한 휴식을 권유해 생활습관 개선도 함께 안내했습니다.

마무리

영계출감탕은 체력이 약하고 기운이 부족한 계지체질 환자에게 기립성어지럼증이나 일시적 순환장애 개선에 효과적입니다. 혈류를 원활하게하고 체내 수분 균형을 조절해, 어지럼증 완화와 함께 몸이 따뜻하고 가벼워진 느낌을 제공합니다. 단기간 복용으로도 증상이 빠르게 호전되는경우가 많으며, 규칙적인 식사와 충분한 휴식을 병행하면 효과를 더욱높일 수 있습니다.

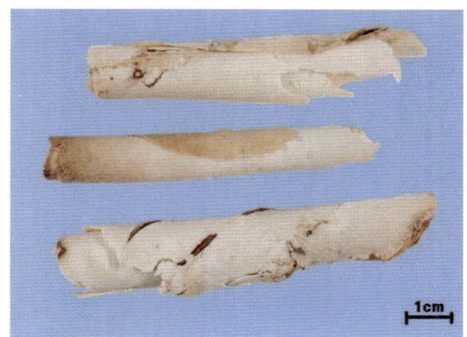

https://nifds.go.kr/nhmi/preview.do?flgrpNo=40318&sn=2

약명: 복령 茯苓 Poria Sclerotium

성미: 平性, 甘, 淡

귀경: 心 脾 肺

효능: 利水滲濕/健 脾/安 神

참고서적

1. 인체생리학, 라이프사이언스출판
2. 본초학, 영림사출판
3. 중의 십대류방, 黃 煌著
4. 30처방으로 보는 한방병리, 이종대著
5. 한방강의록, 이재희著

시호가용골모려탕 柴胡加龍骨牡蠣湯

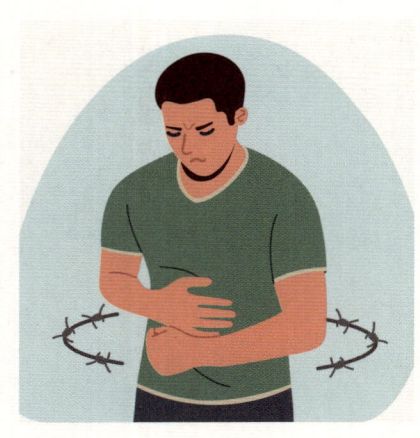

"요즘 배가 자주 아픈데, 소화제를 먹어도 낫지가 않아요, 얼마 전부터 회사일로 신경을 좀 쓴 후로 그런 것 같아요. 배에 뭔가 꽉 찬 것 같은데, 대변도 시원하게 안 나오고……"

소화가 잘 되지 않고 복통이 있을 때는 소화제나 진경제를 투약할 수 있고, 대변이 시원하게 나오지 않으면 변비약을 사용할 수 있습니다. 하지만, 신경을 쓰면서 증상이 발생한 신경성 증후군은 양약으로 쉽게 호전되지 않는 경우가 많습니다.

이런 경우에는 시호가용골모려탕(柴胡加龍骨牡蠣湯)을 사용할 수 있습니다.

시호가용골모려탕의 구성 약재와 역할

시호가용골모려탕은 소간해울(疎肝解鬱)의 시호(柴胡)가 주 약재이며, 용골(龍骨)과 모려(牡蠣)가 미네랄을 공급해 안신(安神)작용을 합니다. 반하(半夏)와 복령(茯苓)은 불필요한 담음(痰飮)을 제거하고, 황금(黃芩)은 흉부의 열을 내려 청열(淸熱) 작용을 합니다. 대황(大黃)은 장 속에 쌓인 적취(積聚)를 제거하며, 인삼(人蔘), 생강(生薑), 대추(大棗), 계지(桂枝)는 에너지원으로 기운을 올리고 혈액순환을 향상시킵니다. 용골은 화석화된 동물의 뼈를 정제한 것이고, 모려는 굴 껍질을 파쇄해 사용하며, 두 약재 모두 칼슘 공급원으로 작용해 신경 흥분성을 줄이고 심리적 안정감을 줄 수 있습니다.

따라서, 스트레스로 울체된 간(肝)의 화(火)를 끄고 흥분을 가라앉혀 증상을 개선하는 것이 시호가용골모려탕의 목적입니다. 또한 간화로 인해 내열이 발생하면 대장 기능이 저하돼 통변이 어려워질 수 있는데, 대황은 직접 대장에 작용해 시원한 배변을 도울 수 있습니다.

약국에서 시호가용골모려탕의 적응증을 갖는 환자는 대부분 스트레스성 순환장애로 우울, 불면, 복부 불편감, 변비 등의 증상을 호소합니다. 과거에는 소아 야제증이나 히스테리증상에도 많이 사용되던 처방이었으나, 최근에 그런 환자는 병원으로 먼저 갈 가능성이 높습니다.

시호가용골모령탕에 잘 맞는 체질

시호가용골모려탕 효과를 보기 위해서는 환자의 체력과 스트레스 반응을 고려해야 합니다. 체력이 약한 사람은 외부 자극에 민감해 급성 반응이 나타날 수 있습니다. 반대로 체력이 강하고 건강해 보이는 사람은 스트레스 자극에 둔감해, 신체가 즉각 반응하지 않는 것처럼 보일 수 있습니다. 다만 자극 수용 기간이 길어지면 불편감을 느끼지만 뚜렷하지 않아, 병원 검사에서는 '신경성'이라는 진단만 받는 경우가 많습니다. 이런 건강해 보이는 환자가 이유 없이 배가 아프고 심신이 편하지 않은 느낌을 보일 때 시호가용골모려탕을 고려할 수 있습니다.

임상에의 활용과 실제 사례

60대 초반 남성 환자가 방문했습니다. 뱃속이 꿈틀거리고 기분 나쁜 느낌이 들어 적당한 약을 찾았다고 합니다. 병원 검사에서는 큰 이상이 없었지만 장 속에 대변이 조금 차 있다는 결과를 받았습니다.

둥글둥글한 성격이지만 남성 갱년기로 인해 우울감이 있고, 회사에서도 짜증이 잦았습니다. 소화력은 양호하지만 입맛이 올라 많이 먹는 날이면 체중이 쉽게 증가한다고 합니다. 최근에는 불면으로 다음 날 피곤함이 반복되어 우울감도 커졌습니다. 병원에 갈 정도는 아니어서 동네 약국을 찾았고, 오메가3와 비타민B군을 복용 중이었지만 심리적 문제는 잘 해결되지 않았습니다. 대변도 평소에는 변비약을 복용한 적이 없지만, 병원 검사에서 대변이 차 있다는 결과를 받아 약이 포함될 수 있는지 여부를 문의했습니다.

외관상 건강한 남성의 복합 증상을 개선하기 위해 시호가용골모려탕

7일분을 투약했습니다. 일주일 후 방문하여 잠을 잘 자고 기상 시 상쾌하며, 전보다 대변도 시원하고 복부 증상도 사라졌다고 전해주었습니다. 추가로 7일분을 더 투약하고 복약을 종료했지만, 이후에도 영양제를 사러 올 때마다 수차례 이전에 복용한 한방약을 함께 구입했습니다.

마무리

시호가용골모려탕은 스트레스와 긴장으로 인한 소화불량, 복부 불편감, 변비, 불면 등의 증상을 개선하는 데 효과적입니다. 간의 울체를 풀고 신경 안정 작용을 통해 체내 균형을 회복하며, 장 기능을 도와 배변을 원활하게 합니다. 체력과 스트레스 반응에 따라 복용 효과가 달라질 수 있으므로, 환자 개별 상태를 고려해 적절한 기간 복용하면 증상 완화와 생활 편안함을 동시에 얻을 수 있습니다.

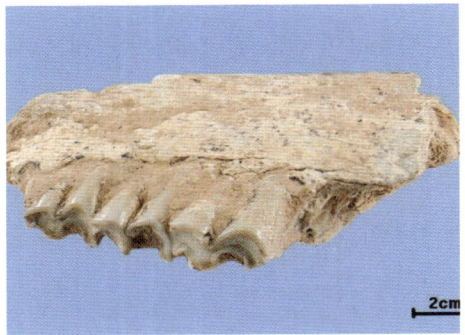

https://nifds.go.kr/nhmi/preview.do?flgrpNo=40527&sn=3

약명: 용골 龍骨 Fossilia Ossis Mastodi

성미: 微寒, 甘, 澀

귀경: 心 肝 腎

효능: 平肝潛陽/鎭靜安神/收斂固澀

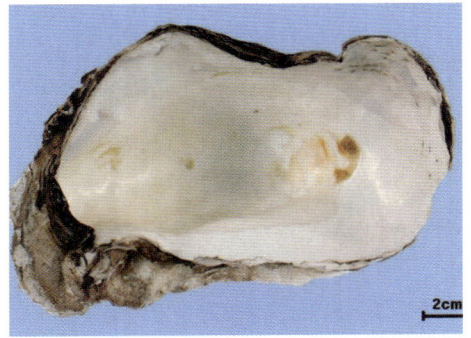

https://nifds.go.kr/nhmi/preview.do?flgrpNo=40238&sn=3

약명: 모려 牡蠣 Ostreae Testa

성미: 微寒, 鹹

귀경: 肝 膽 腎

효능: 平肝潛陽/軟堅散結/收斂固澀

참고서적

1. 본초학, 영림사출판

2. 한의학 순환구조론, 이학로著

3. 한방강의록, 이재희著

4. 30처방으로 보는 한방병리, 이종대 著

배농산급탕 排膿散及湯

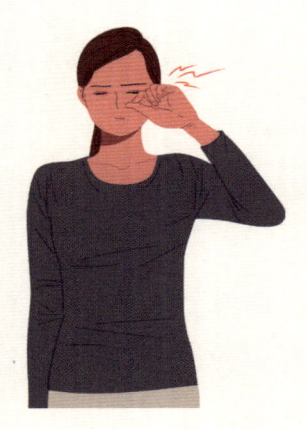

"손가락 끝에 피는 안 나는데 갑자기 빨갛게 부었어요. 소염제 주세요"

"눈다래끼에 먹는 약 있을까요? 병원 안가고 먹을 수 있는 약이 있을까 해서 약국에 먼저 와 봤어요"

약국을 열기 전에는 사람들이 이런 증상으로 소염제를 찾는 일이 이렇게 많을 줄 몰랐습니다. 예전에는 뛰놀던 어린 시절이나 가끔씩 생기는 염증 질환 정도로 생각했었죠. 흔히 '생인손'이라고 부르는 조갑주위염(paronychia)은 손가락 끝을 무는 습관이나 뾰족한 물체에 찔린 상처를 통해 균이 침입하면서 발생하는 염증입니다. 약국에 오는 환자들은 맨손으로 일하다가 손끝에 상처가 나 치료약을 찾는 경우가 많았습니다. 눈다래끼는 눈꺼풀 분비샘에 염증이 생겨 발생하며, 오염된 손으로 눈을 비비거나 면역력이 저하된 상태에서 쉽게 생깁니다. 생인손과 눈다래끼 모두 심한 화농성 염증이면 병원으로 가야 하지만, 증상 초기이거나 정도가 심하지 않으면 약국에서 마이신 효능 약을 찾는 경우가 많습니다. 이때, 한방 소염제인 배농산급탕(排膿散及湯)을 투약합니다. 복용 후 빠른 효과를 보고 놀라는 환자들이 많아, 이후 비슷한 염증이 생길 때마다 다시 방문하는 경우도 많습니다.

배농산급탕의 구성 약재와 역할

배농산급탕은 염증 부위의 고름과 같은 노폐물을 처리하기 위해 길경(桔梗)을 주 약재로 사용하며 거담(祛痰)·배농(排膿) 작용을 합니다. 통증 완화를 위해 혈관 확장에 도움을 주는 작약(芍藥)과 지실(枳實), 신생 조직 생성을 위한 감초(甘草), 대추(大棗), 건강(乾薑)이 함께 배합되어 영양 공급 역할을 합니다. 임상에서는 딱딱한 경질 염증보다는 발생한 지 얼마 되지 않은 급성 통증과 부종에 신속한 효과를 볼 수 있습니다. 염증이 피부 가까이에 발생하면 육안으로 변화 양상을 관찰할 수 있어 약국에서도 관리가 가능합니다.

배농산급탕 투약 사례와 주의점

생인손이나 눈다래끼 같은 경증은 단기간 복용만으로도 호전되는 경우가 많습니다. 다만, 당뇨병 등 기저질환이 있는 환자는 투약 기간이 길어져야 하거나 효과가 나타나지 않아, 추후 병원 치료가 필요한 경우도 있습니다.

약국에서 배농산급탕으로 효과를 본 사례 중에는 엉덩이 종기가 있습니다. 수험생과 같이 좌식 습관이 익숙한 경우, 빈번한 인스턴트 음식 섭취로 영양 상태가 불량한 경우. 혹은 만성 피로로 면역력이 떨어진 경우가 흔합니다. 이런 환자 중에는 설사, 변비 등 대변 이상을 동반하는 경우도 있고, 과거 심한 종기로 병원 치료를 오래 받았던 경력자도 있습니다.

엉덩이 종기는 딱딱한 결절 단계 이전에 말랑한 모낭염에서 시작합니다. 모낭염 단계에서 배농산급탕으로 염증을 가라앉히면, 종기로 확대되지 않는 경우가 많습니다. 실제로 엉덩이 종기 때문에 고생했으나, 배농산급탕 3일분 복용 후 뜻밖의 치료 효과를 본 환자가 있었습니다. 이후 이 환자는 주변 사람들에게 배농산급탕이 마이신보다 더 효과가 좋다고 설명하며, 약국에서도 적극 추천하게 되었습니다.

마무리

배농산급탕은 손가락 끝 조갑주위염이나 눈다래끼같은 초기 염증에 효과적인 한방 소염제입니다. 통증과 부종을 완화하고, 노폐물 배출과 조직 회복을 도와 빠른 개선을 기대할 수 있습니다. 경증 염증이라면 단기간 복용만으로도 호전되며, 필요 시 병원 치료와 병행할 수 있습니다.

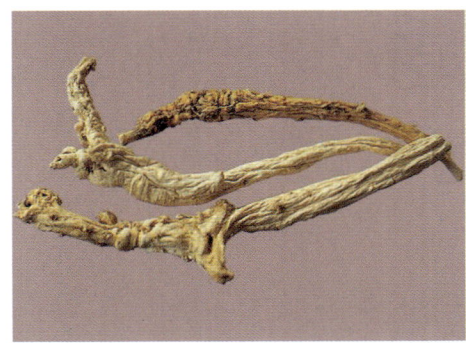

https://nifds.go.kr/nhmi/preview.do?flgrpNo=1346&sn=1

약명: 길경 桔梗 Platycodonis Radix

성미: 平性, 苦, 辛

귀경: 肺

효능: 宣肺祛痰/利 咽/排 膿/開提肺氣

참고서적

1. 네이버 지식백과, 서울대학교병원 제공 의학정보
2. 본초학, 영림사출판
3. 한의학 순환구조론, 이학로著
4. 도설한방진료요방, 이재희著
5. 30처방으로 보는 한방병리, 이종대 著

소청룡탕 小靑龍湯

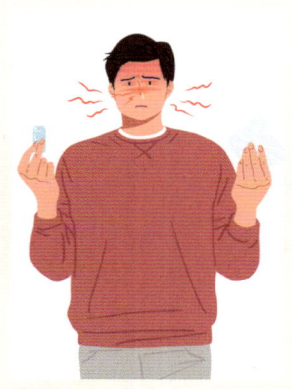

"환절기라 그런지, 알러지 비염이 재발한 것 같아요. 비염으로 병원약을 오래 먹으니 속만 쓰린 것 같은데 약국에 먹을 만한 약이 있을까요?"

계절이 바뀌는 시기에 콧물이 과다하게 흐르거나 코막힘과 같은 비염 증상이 심해 약국을 찾는 사람이 많습니다. 최근엔 온난화로 인해 여름은 더 길어지고 봄과 가을은 짧아지면서, 환절기 온도차로 생기는 비염 증상보다 냉방기 과다 사용으로 발생하는 비염 환자가 더 늘어나는 것 같습니다. 약국에서 다빈도로 투약되는 'ㅇㅇ피드'는 비강 점막 혈관의 충혈을 억제해 비염을 완화하지만, 일정 기간 사용 후 내성이 생기거나 뚜렷한 효과가 없으면 상담을 통해 소청룡탕(小靑龍湯)의 적응증을 확인 후 3~7일 이상 투약하면 만족스러운 효과를 보는 경우가 있습니다.

소청룡탕을 단순히 콧물, 코감기약으로만 생각하면 적용 범위가 너무 좁습니다. 비강 혈관의 부종에서 시작해 콧물, 코막힘, 후비루, 기관지 염증, 천식 증상까지 소청룡탕이 적용될 수 있습니다. 다만 한방약의 특성상 모든 사람에게 두루 쓰기보다는, 소청룡탕에 잘 맞는 체질 유형을 구별해 사용하는 것이 더 적절합니다.

소청룡탕의 구성 약재와 역할

소청룡탕(小靑龍湯)은 거담(祛痰) 효능이 있는 반하(半夏)를 주 약재로 하고, 염증 주변 혈액순환을 촉진하는 계지(桂枝), 작약(芍藥), 마황(麻黃)이 포함되어 있습니다. 마황은 교감신경을 활성화시켜 혈관 수축을 유도하고 비강 내 부종을 빠르게 완화합니다. 매운맛이 강한 세신(細辛)과 건강(乾薑)은 부종으로 막힌 비강을 따뜻하게 자극하여 통규(通竅) 작용을 합니다. 신맛의 오미자(五味子)는 염폐(斂肺) 작용으로 호흡기에서 가래를 없애고 기침을 진정시키는 역할을 합니다.

따라서 소청룡탕은 막힌 비강을 뚫고, 콧물과 같은 담음을 순환기관으로 흡수·제거해 비강 기능을 정상화시키는 효능을 갖습니다. 비강은 외부 공기를 받아들이는 통로로, 체온보다 낮은 공기를 데워 기관지로 전달하는 역할을 합니다. 소청룡탕의 온조(溫燥) 성질 약재인 반하, 마황, 계지, 세신, 건강은 비강을 따뜻하게 만들어 외부 차가운 공기를 체온에 가깝게 데우는 효능이 있습니다. 다만, 약재 고유의 자극성이 강해 체력이 허약한 허증성 비염 환자에게는 무효이거나 복용 후 불편감을 줄 수 있습니다.

따라서 소청룡탕은 비교적 체열이 높고 체력이 약하지 않은 사람의 실증성 비염 증상에 적합합니다. 소청룡탕은 소아의 코감기, 기침감기에도 자주 사용됩니다. 성장기의 소아는 신진대사가 빨라 체열이 높고 면역력이 낮아 감기에 잘 걸리기 때문에, 콧물을 동반한 기침감기에 소청룡탕을 투약하면 큰 효과를 볼 수 있습니다.

임상에의 활용과 실제 사례

환절기 성인 환자 사례로, 40대 남성 환자가 있습니다. 올 여름 너무 더워 작업장에 냉방기를 항상 켜 두고 일을 해왔습니다. 평소 체열이 높아 더위를 많이 타고, 어린 시절부터 비염이 꾸준히 있었지만 최근 냉방 환경에 장시간 노출되면서 눈물, 콧물이 심해지기 시작했습니다. 얼굴이 붉고 두툼해 보였으며, 건강 초 질로 판단되었습니다.

증상이 피곤할수록 심해지는 느낌이 있어, 소청룡탕 7일분을 투약하고, 피로 완화를 위해 쌍화탕액도 함께 투약했습니다. 일주일 후 방문했을 때, 콧물과 코막힘이 크게 완화되었고, 코가 뚫리니 피곤함도 개선되었다고 전했습니다. 추가 복용은 하지 않았지만, 냉방기 사용을 줄이고 작업장 내 공기를 자주 환기하는 등 생활습관을 개선하도록 안내했습니다.

마무리

소청룡탕은 환절기나 냉방 과다로 인한 비염 증상, 즉 콧물, 코막힘, 후비루 등 실증성 비염에 효과적인 한방 처방입니다. 막힌 비강을 뚫고 염증과 담음을 제거하며, 체열이 적당한 사람에게 특히 적합합니다. 단기간 복용으로도 증상 완화가 가능하며, 생활습관 개선과 병행하면 만족도를 높일 수 있습니다.

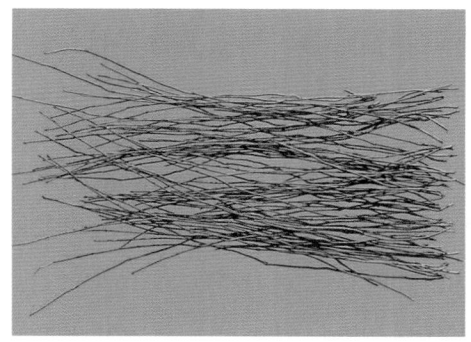

https://nifds.go.kr/nhmi/preview.do?flgrpNo=1935&sn=6

약명: 마황 麻黃 Ephedrae Herba

성미: 溫性, 辛, 微苦

귀경: 肺 膀胱

효능: 發寒解表/宣肺平喘/利水消腫/溫散寒邪

참고서적

1. 본초학, 영림사출판
2. 한의학 순환구조론, 이학로著
3. 30처방으로 보는 한방병리, 이종대著
4. 새로보는 방약합편 하통, 이종대著

육미지황탕 六味地黃湯
팔미지황탕 八味地黃湯

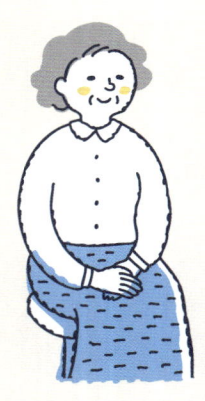

"예전엔 잘 때 땀이 나지 않았는데, 올 겨울엔 자고 아침에 일어나면 속옷이 땀에 젖어있어요. 나이를 먹어서 그런가?"

"요즘 들어 입맛도 없고, 기운이 많이 빠지는 것 같습니다. 소화는 잘 되지만 대변이 시원치 않은 노인에게 좋은 영양제 추천해 주세요"

감기나 소화불량과는 다른 증상으로 노년층 어르신들이 약국을 방문해 상담을 요청하는 경우는 비교적 드뭅니다. 대부분 어르신들은 주치의가 있는 동네병원이나 대형병원을 정기적으로 방문하며 혈압, 당뇨약 처방과 필요 검사를 받기 때문에 약국 방문은 흔치 않습니다. 다만, 병원에서도 해결되지 않거나, 증상을 이야기해도 담당 의사가 시큰둥해할 때, 동네약국에 와서 불편한 점을 털어놓는 경우도 있습니다. 이 때, 어르신들의 허약 증상과 기운 저하를 고려해 볼 수 있는 한방약으로 육미지황탕(六味地黃湯)과 팔미지황탕(八味地黃湯)이 있습니다. 육미지황탕에 계지와 부자를 더하면 팔미지황탕이 됩니다.

육미지황탕의 구성 약재와 역할

육미지황탕의 주된 약재인 숙지황(熟地黃), 산수유(酸茱萸), 산약(山藥)은 노인에게 부족하기 쉬운 신음(腎陰)을 보충하는 역할을 합니다. 숙지황과 산약은 직접 보충하는 약재이고, 산수유는 체외로 빠져나가는 것을 예방해 부족하지 않게 합니다. 택사(澤瀉)와 복령(茯苓)은 정체된 수분을 배출하는 이수삼습(利水滲濕) 작용을 하며, 목단피(牧丹皮)는 불필요한 열을 내려 어열(瘀熱)을 제거합니다.

세 약재는 공통적으로 체내 노폐물을 배출하는 작용을 하므로, 육미지황탕은 보하는 약재가 사하는 약재보다 많아, 신음이 부족한 노인에게 적합한 보약으로 이해하고 활용할 수 있습니다. 단, 숙지황과 산약은 점액성이 있어 소화기가 약한 사람에게는 소화가 어렵거나 설사가 생길 수 있어 주의가 필요합니다.

팔미지황탕의 구성 약재와 역할

팔미지황탕은 육미지황탕에 계지(桂枝)와 부자(附子)를 가미한 처방으로, 신음(腎陰) 보충뿐 아니라 신양(腎陽)을 온보(溫補)합니다. 따라서 손발이 차고 추위를 많이 타는 노인에게 적합합니다.

육미지황탕과 팔미지황탕 투약 시 주의할 점

육미지황탕은 점액성 약재로 인해 소화가 약한 분은 설사 같은 부작용이 있을 수 있고, 팔미지황탕은 계지와 부자의 온열 효과 때문에 체열이 높거나 더위를 타는 분에게는 불편감을 줄 수 있어, 충분한 상담 후 투약이 필요합니다.

육미지황탕의 임상활용사례

70세가 넘은 마라톤을 즐기는 동네 어르신이 계셨습니다. 체격은 크지 않지만 건강에 자신이 많으셨고, 평소 약국에서 생활의약품을 구매하며 건강 상담을 받으셨습니다. 어느 겨울, 잘 나지 않던 땀이 나오기 시작하고 오전 운동할 때 기운이 빠진다며 적당한 약을 문의하셨습니다. 계절상 외부 운동을 줄이고 술도 끊으려 노력 중이었지만, 몸에 이상이 생긴 건 아닌지 걱정이 되셨습니다. 건강에 자신감이 있었고 기저질환도 없으셨기에 병원보다는 약국에서 적절한 한방약을 찾으신 것이지요. 육미지황탕 5일분을 투약한 후, 이틀 정도 지나자 땀나는 현상이 줄어들었고, 추가로 5일분을 복용하며 증상은 거의 사라졌습니다. 예방 차원에서 한 번 더 복용을 권유했고, 내년 봄에는 건강검진을 받을 것을 안내했습니다.

팔미지황탕 임상활용사례

팔미지황탕은 노인들의 변비에 사용할 수 있습니다. 80대 마른 체격의 어르신은 평소 소화력이 좋아 변비 경험이 없었지만, 갑자기 변비 증상이 나타나 약국을 찾았습니다. 손발이 차고 추위를 많이 타지만 체력은 충분해 팔미지황탕 3일분을 투약했습니다. 3일 후 재방문하여 한 달분을 추가 요청하셨습니다. 복용 후 대변이 규칙적으로 잘 나오게 되었고, 자극성 완하제 대신 한방약으로 체질과 상태에 맞춰 관리할 수 있음을 체험한 사례입니다.

마무리

육미지황탕과 팔미지황탕은 노년층 어르신들의 체질과 증상에 따라 맞춤 활용할 수 있는 한방약입니다. 약국에서 어르신들의 다양한 허약 증상과 기운 저하를 개선하고, 세월의 흐름으로 발생한 허한 증상에 맞는 맞춤형 처방으로 활용될 수 있습니다.

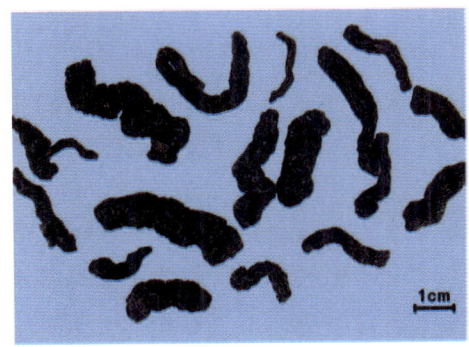

https://nifds.go.kr/nhmi/preview.do?flgrpNo=40446&sn=1

약명: 숙지황 熟地黃 Rehmanniae Radix Preparata

성미: 微溫性, 甘

귀경: 肝 腎

효능: 養血滋陰/補精益髓

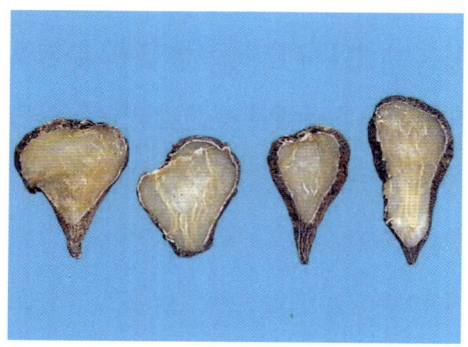

https://nifds.go.kr/nhmi/preview.do?flgrpNo=1464&sn=3

약명: 부자 附子 Aconiti Lateralis Radix Preparata

성미: 大寒, 有毒, 辛, 甘

귀경: 心 脾 腎

효능: 回陽救逆/補火助陽/溫經散寒/除濕止痛/散寒通絡

참고서적

1. 본초학, 영림사출판

2. 한의학 순환구조론, 이학로著

3. 방제학, 영림사출판

4. 30처방으로 보는 한방병리, 이종대著

5. 새로보는 방약합편 상통, 이종대著

오림산 五淋散
저령탕 豬苓湯

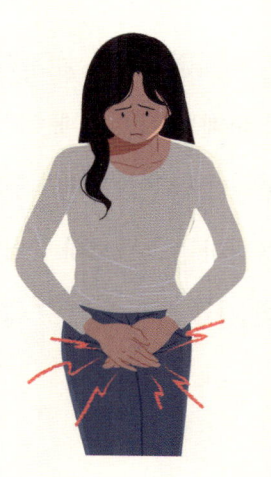

"며칠간 과로를 했더니 자꾸 소변이 마려우면서도 화장실에 가면 소변이 잘 안 나와요."

"소변을 볼 때마다 뜨끔거리고 평소와 달리 소변색에서 붉은 빛도 돌아요."

명절이 지날 즈음이 되면 오줌소태약을 달라며 방문하는 중장년 여성들이 있습니다. 평소에는 별 증상이 없다가도 피곤하면 오줌소태가 발생하는 분이 의외로 많고, 그때마다 병원에 가기보다 약국에서 일반약을 써서 치료해 온 분들 같습니다. 그 중 가끔씩은 소변이 잘 안 나오는 증상뿐 아니라 요도가 자극되는 느낌이고, 혈뇨가 섞인 상태의 불쾌한 소변 증상을 동반하는 경우가 있는데, 이때는 한방약인 오림산(五淋散)을 사용할 수 있습니다. 기존의 일반약보다 더 만족스러운 반응이었고, 저령탕(豬苓湯)과 함께 사용하면 통증 제어뿐 아니라 편하게 소변을 봤다는 후기도 들을 수 있습니다.

오림산과 저령탕의 구성 약재와 역할

　오림산은 방광염, 요도염과 같이 비뇨기 내 습열(濕熱)로 인해 다섯 가지 배뇨 이상[1] 증상에 쓰는 한방약입니다. 청열약(淸熱藥)인 황금(黃芩)과 치자(梔子)는 통증이 발생한 부위의 혈관에 작용해 염증 반응을 억제하고, 당귀(當歸)와 작약(芍藥)은 염증성 노폐물의 이동을 원활하게 합니다. 이수약(利水藥)인 복령(茯苓)은 염증 부위의 국소 부종을 개선합니다. 즉, 배뇨통 증상을 호소하는 경우에 특화된 한방약으로 활용할 수 있고, 빠른 진통 효과를 볼 수 있습니다.

　저령탕은 이뇨통림(利尿通淋)의 저령(豬苓), 택사(澤瀉), 활석(滑石), 복령(茯苓)으로 소변이 매끄럽게 흘러 염증성 노폐물이 빨리 배출되도록 작용합니다. 지혈약(止血藥)인 아교(阿膠)가 가미되어 혈뇨의 치료 효과도 기대할 수 있습니다. 따라서 통증을 동반하는 오줌소태 증상이라면 오림산과 저령탕의 병용 요법으로 신속한 치료 효과를 볼 수 있습니다.

오림산, 저령탕의 사용방법

　약국에 오는 환자들의 증상은 통증 유무에 따라 오림산과 저령탕의 병용 여부를 결정할 수 있으며, 배뇨통 증상이 심하지 않으면 저령탕 단독으로도 자주 투약합니다. 신체 피로감의 정도가 심하거나 갱년기 증상과 같은 기저 증상의 유무에 따라 처방을 변경할 수 있으니 증상이 심

---

1)　다섯 가지 배뇨 증상은 熱淋, 石淋, 氣淋, 血淋, 膏淋을 말함

한 경우 좀 더 자세한 상담이 필요합니다.

임상에의 활용과 실제 사례

약국으로 오는 방광염이나 요도염 증상 환자에게 오림산과 저령탕의 사용 빈도는 매우 많은 편이지만, 그 중 인상적이었던 사례를 소개해 볼까 합니다. 50대 남성 환자가 배뇨통이 너무 심해 약국에 찾아왔습니다. 통증의 강도를 본다면 빨리 병원에 가야 했으나, 병원 갈 힘도 없다 해서 일단 걸어갈 만 한 거리의 동네 약국에 찾아왔다고 합니다.

말 한 마디 내뱉기도 어려울 만큼 통증이 있고 소변도 잘 나오지 않는다 해서 오림산과 저령탕을 함께 포장해 3일분을 투약했습니다. 3일 후 약국으로 찾아와 하는 말씀이 소변을 보면서 돌 모양의 결석이 함께 나왔다고 합니다.

아마도 결석이 요도를 막는 불상사가 일어나며 통증이 그렇게 심했었구나 하는 생각이 들었습니다. 병원에서 응급 치료로 요도결석을 제거했다는 얘기는 들어봤지만, 한방과립제를 먹고도 결석이 배출될 수 있는 새로운 경험을 하게 되었습니다. 물론, 환자분의 통증이 결석 때문인 것으로 알았다면 곧바로 병원을 권유했겠지만, 말입니다.

환자분께서는 스스로 결석을 치료했다는 것에 대해 뭔가 뿌듯해하며, 이후 동일한 약으로 7일분을 추가 복용하고 증상은 모두 사라졌다고 합니다.

마무리

　오림산과 저령탕은 배뇨통, 잔뇨감, 혈뇨 등 오줌소태 증상 완화에 효과적인 한방 처방입니다. 통증이 심한 경우 병용하면 빠른 진통과 배뇨 정상화가 가능하며, 증상 경중에 따라 단독 또는 병용으로 조절할 수 있습니다.

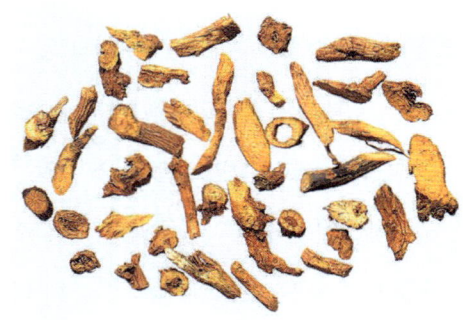

https://nifds.go.kr/nhmi/preview.do?flgrpNo=1655&sn=2

약명: 황금 黃芩 Scutellariae Radix

성미: 寒性, 苦

귀경: 肺 膽 胃 大腸

효능: 淸熱燥濕/瀉火解毒/止 血/安 胎

참고서적

1. 본초학, 영림사출판

2. 한의학 순환구조론, 이학로著

3. 방제학, 영림사출판

4. 30처방으로 보는 한방병리, 이종대著

청상보하환 清上補下丸

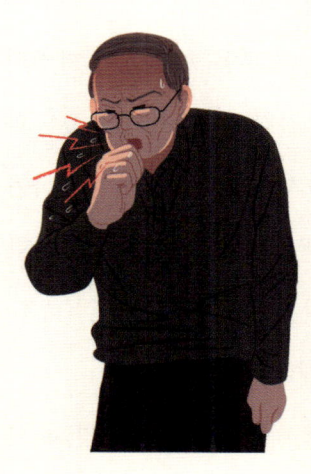

"혹시 어르신들 기침에 좋은 약이 있을까요? 저희 어머님이 올해 팔순이 넘으셨는데, 저녁만 되면 기침이 심하세요. 병원에서는 써볼 만큼 약을 다 써봤다는 얘기만 하고, 이제는 약을 먹어도 더 이상 좋아지지 않는 것 같아요."

약국에 오는 노인들 중 기침이 오래간다고 하는 분들은 이미 기관지확장증이나 기관지천식을 진단받은 경우가 많습니다. 분무 형태의 스테로이드제를 사용해 일시적으로 발작성 기침을 멎게 하는 방법으로 치료 중인 분도 제법 많은 것 같습니다.

한방약으로 기침에 쓸 수 있는 처방은 몇 가지 있지만, 대부분 감기 혹은 감기 후유증에 사용되어 호흡기 증상을 치료하는 약입니다. 하지만 위의 고령 환자분처럼 기저질환을 가지고 있는 분에게는 부족한 신음(腎陰)을 보충하면서 치료하는 원리로 만든 약을 사용하는 것이 좋습니다. 이때 적당한 한방약이 청상보하환(淸上補下丸)입니다. 청상보하환은 보약과 치료약이 만나 완성된 처방 구성을 가지고 있으며, 어르신들께 장기간 복용을 권해 효과를 볼 수 있는 한방약입니다.

청상보화환의 구성 약재와 역할

청상보하환은 선천적으로 인체를 구성하는 물질인 신음(腎陰)을 보충할 수 있는 육미지황탕을 포함하고 있습니다. 또한 기관지의 촉촉함을 유지하도록 오미자(五味子), 맥문동(麥門冬), 천문동(天門冬)이 가미되어 자윤성 영양물질을 공급하며, 지실(枳實), 길경(桔梗), 반하(半夏), 과루인(瓜蔞仁), 패모(貝母), 행인(杏仁)은 기관지에 불필요하게 존재하는 담음(痰飮)을 제거하는 이른바 '기관지 청소'를 도와 기침을 줄이는 역할을 합니다. 기관지 내 충혈성 염증에 작용하는 황련(黃連)과 황금(黃芩)은 자극에 대한 역치를 높여 기침 발생을 억제할 수 있습니다.

이처럼 청상보하환에는 거담과 진해 작용을 하는 약재뿐 아니라, 노화과정으로 상실된 기관지 조직의 기능을 향상시킬 수 있도록 보음(補陰) 역할을 하는 약재가 함께 포함되어 있어 노인들의 만성 기관지 증상 치료에 활용할 수 있습니다.

청상보하환 복용 시 주의사항

청상보하환은 소화 기능에 부담이 될 수 있는 약재들이 다량 포함되어 있으므로, 환자의 소화력을 고려하여 투약할 필요가 있습니다. 설사가 빈번하거나 식체와 같은 소화불량이 자주 발생하는 분들에게는 좀 더 세심한 상담 후 투약 여부를 결정하는 것이 바람직합니다.

임상에의 활용과 실제 사례

80대 중반의 어머님께서 밤이 되면 입안이 건조해지면서, 목이 간질간질하고, 기침을 많이 하신다고 합니다. 체열은 보통이고 깡마른 체격으로, 지금껏 큰 병 없이 지내온 분이셨습니다. 잔병치레 없이 살아왔지만 젊었을 적부터 숱한 고난을 겪으셨다는 어머님의 사연에, 빨리 고통스러운 밤 기침이 나았으면 하는 마음이 컸습니다. 가녀린 체격만큼 한 끼 식사량이 적지만, 소화에는 큰 문제가 없다고 하셨습니다. 목마른 느낌에서 시작해 간질간질하면 기침에 잠을 깨기도 하지만, 병원에서는 이제 더 이상 약이 없다는 실망스러운 대답만 들었을 때였습니다.

병환이 깊고 오래되신 것 같아 큰 도움을 드릴 수 있을까 걱정되었지만, 그래도 나이를 고려해 청상보하환을 드리면 좋을 것 같아 1주일분을 투약했습니다. 1주일 후 어머님께서 방문하셔서 지금까지 먹어본 약 중 제일 낫다고 하시며 1달분을 추가로 요청하셨습니다. 약 덕분에 요즘은 잠을 좀 잘 수 있게 되었다는 감사의 말씀도 함께 전해주셨지요.

마무리

청상보하환은 신음을 보충하고 기관지 담음을 제거해 노인들의 만성 기침을 완화하는 한방 처방입니다. 거담ㆍ진해 약재와 보음 약재가 함께 들어 있어, 잦은 밤 기침이나 기관지 건조 증상에 장기간 복용 시 효과적입니다.

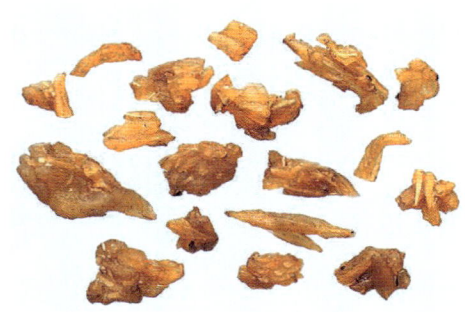

https://nifds.go.kr/nhmi/preview.do?flgrpNo=1774&sn=3

약명: 천문동 天門冬 Asparagi Tuber

성미: 大寒, 甘, 苦

귀경: 肺 腎

효능: 清肺降火/滋陰潤燥

참고서적

1. 본초학, 영림사출판
2. 한의학 순환구조론, 이학로著
3. 30처방으로 보는 한방병리, 이종대著
4. 새로보는 방약합편 상통, 이종대著

반하사심탕 半夏瀉心湯

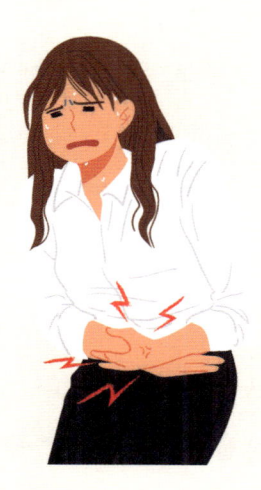

"아우, 속이 쓰려서 그런데요. 제일 빨리 낫는 약을 좀 주세요. 소화도 잘 안 되고, 명치가 꽉 막힌 것도 포함해서요."

이런 호소를 하며 약국 문을 열고 들어오는 손님들이 있습니다. 얼굴을 찡그린 채 속쓰림을 가라앉힐 약을 찾는 모습에서 고통이 그대로 전해집니다. 만약 아주 바쁜 시간대라면, ○○티딘 계열의 제산제를 물약과 함께 건네며 "세상에서 제일 빨리 낫는 약입니다"라는 말로 잠시의 희망을 드려야 할지도 모릅니다. 그러나 여유가 있다면, "언제부터?", "무엇을 드신 후부터 그랬나요?"라는 질문을 던져 원인을 함께 찾아보는 것이 좋습니다. 속쓰림의 원인은 다양합니다. 식체 후 소화가 되지 않아 발생한 경우, 매운 자극성 음식을 섭취한 후, 혹은 불편한 자리에서 급하게 식사한 후에 생기기도 합니다. 물론 원인마다 약처방이 조금씩 달라질 수는 있겠지만, 실제로 더 중요한 것은 환자의 체력, 스트레스 정도, 평소의 소화력입니다. 급성으로 속이 쓰리다고 호소하는 사람들 중 체력이 약해 보이는 경우는 많지 않습니다. 오히려 **사회활동이 활발하고 체격이 건실한 분들이, 회사 일로 인한 스트레스나 과식, 혹은 스트레스 해소용으로 먹은 자극적 음식 때문에 다음 날 속이 탈이 나서 약국을 찾는 경우가 흔합니다.** 이럴 때 사용할 수 있는 대표적인 한방 처방이 바로 반하사심탕(半夏瀉心湯)입니다.

반하사심탕의 구성 약재와 역할

반하사심탕의 주약재는 거담약(祛痰藥) 반하(半夏)로, 위장 점막에 남아 있는 담음(痰飮)을 제거하는 역할을 합니다. 또한 청열약(淸熱藥)인 황련(黃連)과 황금(黃芩)은 점막의 염증 반응을 억제해 통증을 빠르게 줄여주며, 온리약(溫裏藥)인 건강(乾薑)은 혈액순환을 촉진해 염증 완화 효과를 높입니다. 인삼(人蔘), 대추(大棗), 감초(甘草)는 영양물질을 공급해 신진대사를 돕고 위장 기능 회복을 촉진합니다.

결국 반하사심탕은 과잉 위산으로 손상된 점막을 보호하고, 속쓰림·명치통증 등 경련성 통증을 완화하며, 위장 기능을 정상화시키는 처방이라 할 수 있습니다.

반하사심탕 복용 시 주의사항

반하는 강력한 거담(祛痰)·조습(燥濕)작용을 하기 때문에, 복용 후 목이 깔깔하다거나 입안이 건조하다는 반응을 보이는 분들도 있습니다.

또한 피로감이 심한 분은 반하의 작용에 민감할 수 있으므로, 체력이 약하거나 만성 피로가 있는 환자에게는 주의가 필요합니다.

임상에서의 활용과 투약 사례

약국에서는 20~40대 손님에게 반하사심탕을 투약하는 경우가 많습니다. 급성 속쓰림은 대체로 병원약으로 금방 호전되지만, 만성 위염이나 스트레스로 인한 소화불량 환자 중에서는 병원 치료 후에도 증상이 남아 약국을 찾는 경우가 많습니다.

이럴 때 병원약의 효과를 능가하는 것은 다름 아닌 생활 속의 스트레스, 과식, 자극적 음식 섭취입니다. 가벼운 급성 통증은 반하사심탕 3일 복용만으로도 빠른 효과를 볼 수 있습니다. 그러나 만성 증상일 때는 7일 이상 꾸준히 복용하도록 안내합니다. 효과에 만족한 환자들은 1개월 이상 복용을 원하기도 합니다. 다만 장기 복용 자체보다 더 중요한 것은, 환자가 생활습관을 돌아보고 증상 유발 인자를 인식하게 하는 상담 과정입니다. 약은 일시적인 도움이 될 수 있지만, 습관의 교정이 근본적인 치료이기 때문입니다.

복합 처방의 응용 — 평위산 병용

반하사심탕증을 가진 환자 중 체형이 퉁퉁하고 살이 찐 경우에는 평위산(平胃散)을 함께 투약하면 효과가 배가되기도 합니다.

두 처방은 각각 담(痰)과 음(飮)이라는 병리적 부산물을 제거하는 역할을 하므로, 병용 시 위장 내 정체를 보다 효과적으로 해소할 수 있습니다.

따라서, 속쓰림과 더불어 더부룩함·변비·복부팽만을 호소하는 비만형 환자에게는 반하사심탕과 평위산을 함께 사용하는 것이 '속이 뚫리는' 경험을 주는 조합이 될 수 있습니다.

마무리

반하사심탕은 단순한 위염 치료제가 아니라, 스트레스와 위장 기능 저하가 결합된 위장 불균형 상태를 조절하는 한방 처방입니다. 스트레스가 많은 현대인의 일상 속에서, 반하사심탕은 '속이 꽉 막힌 사회생활자들의 구급약'으로 기억될 만한 약이라 생각됩니다.

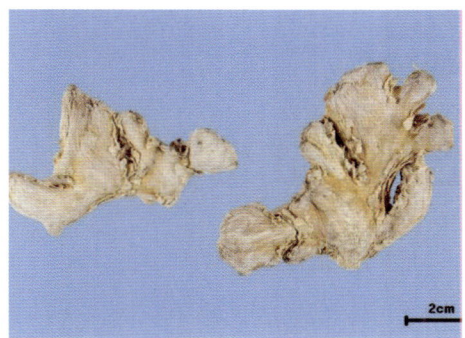

약명: 건강 乾薑 Zingiberis Rhizoma

성미: 熱性, 辛

귀경: 脾 胃 腎 心 肺

효능: 溫 中/回 陽/溫肺化飮/溫經止血

참고서적

1. 본초학, 영림사출판
2. 한의학 순환구조론, 이학로著
3. 한방강의록, 이재희著
4. 30처방으로 보는 한방병리, 이종대著

곽향정기산 藿香正氣散

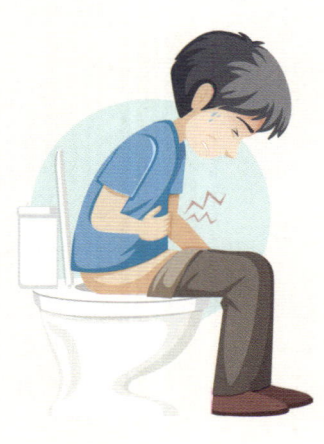

"며칠 전부터 대변이 무르게 나오면서 소화가 잘 안 돼요. 감기 기운이 있는지 몸도 좀 무겁고요. 이럴 땐 소화제를 먹어야 하나요? 아니면 감기약을 먹어야 하나요? 둘 다 먹어야 할까요?"

한방에서는 몸살, 발열 같은 감기의 표증(表症)이 심하지 않다면, 이런 상황에서 소화제 처방을 먼저 복용하도록 알려줍니다. 약국에서는 환자의 요청에 따라 감기약과 소화제 모두를 투약하는 경우도 있지만, 실제로는 감기약의 성분이 위장 기능을 더 저해할 수 있으므로 동시 복용은 주의해야 합니다. 이럴 때 활용할 수 있는 한방약이 바로 곽향정기산(藿香正氣散)입니다. 감기와 소화불량이 함께 나타나는 내상외감(內傷外感)증상에 적합한 처방으로, 소화기 문제를 해결하면서 가벼운 감기 증상까지 함께 다스릴 수 있는 다재다능한 약입니다.

곽향정기산의 구성 약재와 역할

곽향정기산은 습담(濕痰)으로 인한 소화 장애를 개선하기 위한 처방입니다. 백출(白朮), 반하(半夏), 복령(茯苓), 후박(厚朴), 진피(陳皮), 곽향(藿香) 등이 포함되어 있으며, 이들은 모두 거습담(祛濕痰)작용으로 위장의 습체(濕滯)를 풀어 소화를 돕습니다. 또한 대복피(大腹皮)는 이뇨 작용으로 체내 수분 정체를 개선하고, 건강(乾薑)은 혈액순환을 원활하게 하여 전신을 따뜻하게 합니다. 길경(桔梗)은 염증 반응 후의 대사물을 처리하는 소염 작용을 하며, 백지(白芷)와 소엽(蘇葉)은 발산풍한약(發散風寒藥)으로서 체표의 혈액순환을 촉진해 감기로 인한 표증을 완화합니다.

결국 곽향정기산은 습체를 풀어 내부 소화 기능을 회복시키고, 동시에 감기로 인한 체표 순환 장애를 개선하는, 즉 속과 겉을 함께 치료하는 처방이라 할 수 있습니다.

곽향정기산의 임상적 적용

모든 감기 환자가 소화 장애를 동반하는 것은 아닙니다. 하지만 평소 소화력이 약한 사람이 감기에 걸리면서 위장 기능까지 떨어지는 경우, 곽향정기산의 효과는 특히 뛰어납니다. 임상적으로 보면, 이 처방이 잘 맞는 환자는 평소 체력이 좋거나 튼튼한 편보다는, 자주 감기에 걸리고 소화불량이 생기면 전신 컨디션이 쉽게 떨어지는 체력이 약한 사람에게 많습니다. 즉, 외부의 사소한 자극에도 쉽게 피로하고 몸이 무거워진다는 체질에 곽향정기산이 잘 맞습니다.

다만, 평소 체열이 많고 변비 경향이 있는 사람에게 곽향정기산을 사용할 경우, 처방의 온열 작용과 거습담 효과가 과도하게 나타나 변비나 열감이 심해질 수 있습니다. 따라서 사용 시에는 반드시 체질적 특성을 고려한 선택과 복약지도가 필요합니다.

임상에의 활용과 실제 사례

40대의 매우 예민한 여성 단골 환자가 있었습니다. 평소 만성질환으로 병원 약을 장기간 복용 중이었는데, 어느 날 약 복용 후 몸이 붓고 소화불량이 심해졌다고 찾아왔습니다. 상비약으로 소화제를 먹었지만 증상이 가라앉지 않았다고 했습니다. 그녀는 "독한 약 때문인지 위가 울렁거리고 구역감이 나요. 음식을 먹으면 소화가 잘 안 되고, 대변도 묽고 개운하지 않아요. 몸이 무겁고 냉한 느낌이 들어요. 겨울도 아닌데 옷을 껴입어야 할 만큼 으슬으슬해요."라고 말했습니다.

이 환자에게 곽향정기산 5일분을 투약했습니다. 5일 후 내원했을 때는 "소화가 되는 느낌이 나고, 아침에 일어나기도 훨씬 가벼워졌다"고 했습니다. 다시 5일분을 추가 복용한 뒤 일상으로 무리 없이 복귀하며 고맙다는 인사까지 전했습니다. 그녀는 체력이 하위 10%에 해당할 만큼 약한 편으로, 곽향정기산의 전형적인 적응증 환자로 기억에 남습니다.

마무리

  곽향정기산은 단순한 소화제나 감기약이 아닙니다. 소화기계의 습체(濕滯)와 외감(外感)이 함께 얽힌 상태를 풀어주는 복합 처방으로, 감기 기운이 돌면서 소화가 안 되고 몸이 무거운 환자에게 특히 효과적입니다. 약국에서는 이런 환자에게 단순히 '감기약 + 소화제'로 접근하기보다, 곽향정기산 한 가지로 내상외감을 흔께 다스릴 수 있다는 점을 염두에 두면 좋겠습니다.

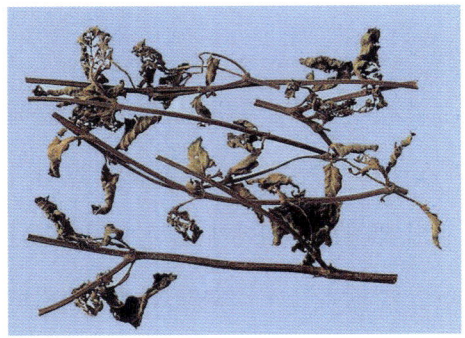

약명: 곽향 藿香 Agastachis Herba

성미: 微溫, 辛

귀경: 脾 胃 肺

효능: 化 濕/解表祛暑/止 嘔/治 癬

참고서적

1. 본초학, 영림사출판

2. 한의학 순환구조론, 이학로著

3. 30처방으로 보는 한방병리, 이종대著

4. 새로보는 방약합편 중통, 이종대著

시호계지건강탕 柴胡桂枝乾薑湯

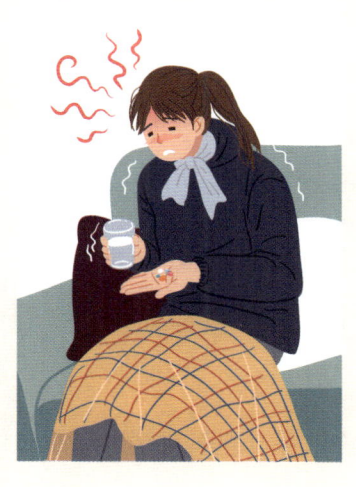

"감기에 걸린 지 2주가 넘었는데 아직도 낫지 않았어요. 병원도 여러 번 옮겨 다니며 약을 처방받아 복용했지만, 몸이 으슬으슬하고 기침과 가래가 없어지지 않아요. 미열도 계속 있고요. 이러다 큰 병으로 번지는 건 아닐지 걱정이 많습니다."

체력이 약하거나 면역이 저하된 사람 중에는 감기에 걸리면 쉽게 낫지 않고, 증상이 오래가는 경우가 있습니다. COVID-19가 유행하던 시기에는 위와 같은감기증상으로 다른 사람에게 피해를 줄까 봐 단체 활동을 피하며 불안해하는 분들도 많았습니다. 감기는 외부 바이러스, 즉 사기(邪氣)로부터 시작되지만, 결국 정기(正氣)가 강한 사람은 빠르게 회복합니다. 반면, 정기가 약한 사람은 사기와 정기의 싸움이 장기화되면서 감기 증상이 오래 남는 것이지요. 이런 경우, 사기를 직접 물리치는 약보다 정기를 보강해 회복을 돕는 약이 필요합니다. 이때 사용할 수 있는 한방 과립제가 바로 시호계지건강탕(柴胡桂枝乾薑湯)입니다. 이 처방은 사기와 정기의 싸움에서 생긴 잔여 부산물을 정리하고, 신체의 기초 생리 기능을 회복시키는 역할을 합니다.

시호계지건강탕의 구성 약재와 역할

시호계지건강탕은 해열(解熱)과 해울(解鬱)작용을 하는 시호(柴胡)를 주약재로 합니다. 황금(黃芩)은 염증반응을 억제하는 청열(淸熱)작용을 하고, 괄루근(栝蔞根)은 열담(熱痰)을 제거해 염증 부산물을 처리합니다. 건강(乾薑)과 계지(桂枝)는 혈액순환을 촉진하고 영양을 공급해, 신체의 냉열 불균형을 바로잡습니다. 특히 모려(牡蠣)는 수렴(收斂) 작용을 통해 열병으로 손상된 진액을 보호하고 흩어진 정기를 다시 모으는 역할을 합니다. 이렇게 손실된 진액과 정기를 회복하면 심계(心悸)나 번조(煩燥) 같은 불안 증상이 완화됩니다.

결국 시호계지건강탕은 감기로 인한 염증성 부산물을 제거하고, 혈액순환을 촉진해 신체의 자생력을 되살리는 처방이라 할 수 있습니다.

시호계지건강탕이 감기 후유증에 적합한 이유

시호계지건강탕은 감기 증상 자체뿐 아니라, 감기 후 남은 미열, 피로, 가래, 불면, 불안감 같은 후유증을 개선하는 데에도 쓸 수 있습니다. 감기 회복 과정에서 면역대사가 과도하게 항진된 경우, 이 처방은 면역

균형을 되찾는 역할을 합니다. 단, 단순한 체력 저하나 영양 결핍으로 인한 발열에는 보기혈(補氣血) 계열의 보약이 더 알맞을 수 있으므로, 환자의 체질과 증상에 따라 세심한 상담을 거쳐 처방을 선택해야 합니다.

임상에의 활용과 실제 사례

60대 여성 환자의 사례입니다. 감기에 걸린 뒤 오랜 기간 병원을 다녔지만, 코감기와 목감기 증상이 좀처럼 사라지지 않았습니다.

감기 초반에는 병원 약을 복용하고 몸살과 발열이 금방 가라앉았으나, 노란 콧물이 지속되고, 목이 간질간질하며 기침과 가래가 멈추지 않았습니다. 회사에서도 다른 사람에게 전염될까 봐 늘 마스크를 착용해야 했고, 업무 중엔 잠시 괜찮다가도 퇴근 후엔 다시 기침과 콧물이 나타났습니다.

예전에는 체력이 나쁘지 않았지만, 점차 미열이 지속되고, 더위를 견디지 못하는 체질로 바뀐 것 같다고 했습니다.

이 환자에게 시호계지건강탕 1주일분을 투약했습니다. 그 후 약 한 달이 지나 전화로 소식을 전해왔는데, "한 달 넘게 안 낫던 감기가 약을 먹고 일주일 만에 거의 좋아졌다"고 했습니다. 이후에는 약을 더 복용하지 않아도 될 정도로 회복되었으며, 현재는 꾸준한 운동으로 체력을 유지하고 있다고 합니다. 그 환자는 같은 증상으로 고생하는 지인을 약국에 소개하며, "저처럼 꼭 나을 수 있게 상담 부탁드려요"라는 당부의 말을 전했습니다.

마무리

감기가 길게 이어지는 환자에게는 단순한 감기약보다는 체력과 면역 회복을 도와주는 한방약이 필요할 때가 있습니다.

시호계지건강탕은 감기 후유증으로 남은 피로, 미열, 기침, 가래, 불안감 등을 함께 다스릴 수 있는 처방으로 정기를 보강하고 회복을 촉진하는 대표적 약입니다.

약국에서는 단순한 감기 처방으로 접근하기보다, "정기를 도와야 감기가 완전히 낫는다"는 관점에서 접근할 때 보다 만족스러운 치료 결과를 얻을 수 있습니다.

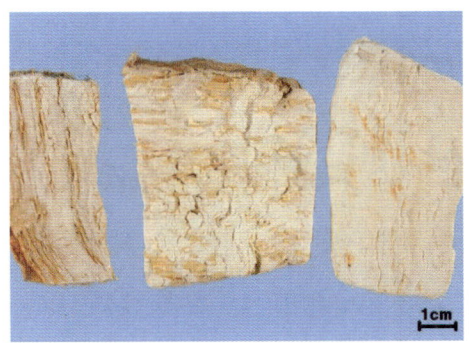

https://nifds.go.kr/nhmi/preview.do?flgrpNo=40072&sn=1

약명: 괄루근 括樓根 Trichosanthis Radix

성미: 微寒, 甘, 微苦, 酸

귀경: 肺 胃

효능: 清熱生津/消腫排膿

참고서적

1. 본초학, 영림사출판
2. 한의학 순환구조론, 이학로著
3. 한방강의록, 이재희著
4. 30처방으로 보는 한방병리, 이종대著

사역산 四逆散

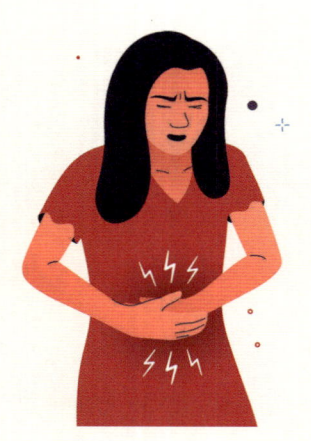

"며칠 전부터 복통이 있어 소화제도 먹었지만 잠시 좋아졌다가 다시 아픈 것 같아요. 병원에 가야 할지 모르겠는데, 가기 전에 약국에 다른 약이 있는지 와 봤습니다. 신경 쓸 일이 많아 식사를 규칙적으로 하지 못해서 그런 것 같기도 한데……"

갑작스럽게 복통이 생겨 약국을 찾는 분들은 대부분 소화제나 진경제 같은 약을 먼저 찾습니다. 대개 통증을 빨리 없애고 싶은 마음이 앞서기 때문이지요. 하지만 복통의 원인은 매우 다양합니다. 방금 먹은 음식의 상태가 좋지 않았을 수도 있고, 과식으로 인한 일시적인 통증일 수도 있습니다.

또 어떤 분들은 신경성 스트레스가 원인이 되어 복통을 호소하기도 합니다. 이럴 때는 단순히 '배가 아프다'는 증상만으로 약을 선택하기보다, 통증의 위치와 함께 다른 증상들을 함께 살펴보는 것이 중요합니다.

명치 부위 이상에서 나타나는 위식도 증상인지, 혹은 하복부의 장 트러블로 인한 설사나 변비 경향이 있는지를 묻고 확인해야 합니다. 만약 위식도 부위의 문제라면 평위산이나 반하사심탕이 도움이 될 수 있습니다. 반대로 설사나 변비가 함께 나타난다면, 그에 맞는 직접적인 완화 약을 선택해야 합니다.

그러나 음식 문제보다 스트레스가 주요 원인으로 보인다면, 이때는 한방 처방인 사역산(四逆散)을 고려할 수 있습니다. 사역산은 스트레스로 인한 복통을 완화하는 데 효과적인 처방입니다.

사역산의 구성 약재와 역할

사역산은 간기울체(肝氣鬱滯), 즉 스트레스로 인해 간의 기운이 막히고 순환이 정체된 상태를 풀어주는 처방입니다. 주약재인 시호(柴胡)는 막힌 기운을 풀어주고, 작약(芍藥)은 시호를 도와 간 기능을 부드럽게 조절하며, 스트레스로 인한 긴장을 완화합니다. 또한 지실(枳實)은 막힌 기운을 뚫어 장의 근육 경련을 진정시키고, 감초(甘草)는 진통 작용으로 복통을 완화합니다.

한방에서는 스트레스를 받으면 몸속의 기(氣) 순환이 방해받아 특정 부위에 정체된 기체(氣滯) 상태가 생긴다고 봅니다. 이때 사역산은 막힌 기운을 순환시켜 복부의 답답함과 통증을 해소하는 역할을 합니다. 다만, 사역산의 약재들은 비교적 한량(寒涼)한 성질을 지니고 있어, 체열이 많고 예민한 사람에게는 잘 맞지만, 체온이 낮고 허약한 사람에게는 맞지 않을 수 있습니다. 따라서 체질을 고려한 복용이 필요합니다.

임상에의 활용과 실제 사례

60대 여성 환자의 사례가 있습니다. 어느 날 남편분이 약국으로 오셔서 "아내가 배가 끊어질 듯이 아파한다"며 급히 약을 찾아왔습니다. 주말이라 근처에 병원도 문을 닫았고, 최근 건강검진에서도 아무 이상이 없었기 때문에, 큰 병이라기보다는 일시적인 복통으로 보여 약국에 찾아왔다고 합니다.

증상을 자세히 물어보니, 변비가 조금 있지만 심하지 않고, 소화도 잘 되는 편이라고 했습니다. 하지만 최근 신경 쓸 일이 많아 정신적으로 지쳐 있었고, 그 이후부터 배가 서서히 아파오기 시작했다고 합니다. 이러한 배경으로 보아, 스트레스성 복통이 의심되어 사역산 3일분을 투약했습니다. 3일 뒤, 직접 환자분이 약국에 방문하셨습니다. 놀랍게도 "하루치만 복용했는데 통증이 싹 사라졌다"고 하셨습니다. 남은 약을 다 먹고 거의 완전히 나았으며, 혹시 몰라 비상약으로 조금 더 구비해두고 싶다고 하셨습니다. 이처럼 사역산증을 가진 환자들은 종종 통증에 예민한 성향을 보이기도 합니다. 외관상으로는 건강해 보이지만, 내면의 긴장과 스트레스가 복부 통증으로 나타나는 경우가 많습니다. 간혹 주변 사람들은 "꾀병이 아니냐"고 오해하지만, 실제로는 심리적 긴장과 기체(氣滯)가 복통의 주요 원인인 경우가 많습니다.

마무리

스트레스성 복통에 대해 단순히 진통제로 증상을 덮기 보다 긴장을

완화하고 기의 순환을 바로잡아주는 사역산의 한방적 접근이 훨씬 효과

적일 수 있습니다.

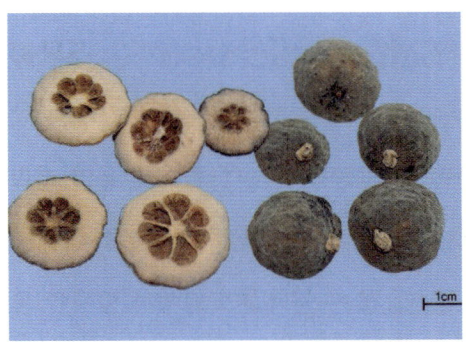

약명: 지실 枳實 Ponciri Fructus Immaturus

성미: 微寒, 苦, 辛, 酸

귀경: 脾 胃 大腸

효능: 破氣消積/化痰除痞

참고서적

1. 본초학, 영림사출판
2. 한의학 순환구조론, 이학로著
3. 한방강의록, 이재희著
4. 30처방으로 보는 한방병리, 이종대 著

내 반려견을 위한 한방약 Self-Medication

마루는 크림색의 토이푸들(수컷)로, 2011년에 입양해 14년 동안 저희 가족과 함께했으나 2024년 10월 15일 무지개다리를 건넜습니다. 최종 사인은 병원에서 입원 치료 중 식도를 통해 이물질이 넘어가 발생한 오연성 폐렴이었습니다.

마루를 떠나보낸 후 매우 힘들었으나, 여러 곳에서 정신적인 지지와 응원을 받고 지금은 매일 '수호신 마루'와 함께 산다는 생각으로, 나머지 강쥐(코코)와 냥이(뿌리)를 돌보며 행복하게 지내려 노력하고 있습니다.

먼저 마루의 일생 동안의 병력과 증상들을 이야기하려 합니다.

현재 강아지를 키우시거나 혹은 강아지를 키우려고 준비하시는 분들께 마루의 이야기가 급작스러운 사고나 발병 시 조금이나마 도움이 되기를 바랍니다.

* 강쥐, 마루의 Medical History

중성화 수술

대략 4개월쯤 되어 중성화 수술을 진행했습니다. 수술 전에는 거실 구석구석에 소변 마킹을 하거나, 신경이 곤두서면 공격적으로 짖곤 했으나 수술 후 실내 마킹 습관이 사라지고 성격도 얌전해졌습니다. 하지만 수술 후 식욕 상승 부작용이 뒤따르면서, 이후 '강아지 비만'이라는 결과의 단초가 되었던 것 같습니다.

슬개골 탈구 시술

두 살이 채 되기 전, 오른쪽 뒷다리 슬개골 탈구 시술을 받았습니다. 마루는 'dwarf poodle'이라 불릴 만큼 체구에 비해 다리가 짧은 푸들로, 높이 뛰는 운동에 부적합한 체형이었습니다.

당시 저희는 그런 체형적 특징을 모르고, 미끄러운 마루바닥에서 뛰어놀게 했고 결국 우측 뒷다리 슬개골이 탈구되어 절뚝거렸습니다. 다행히 좋은 병원에서 1박 2일간 입원해 시술받고 남은 견생 동안은 편안히 지냈습니다.

아토피 증상

어릴 때부터 일반 사료나 간식을 먹으면 아토피 증상(심한 가려움, 발적, 발가락 물어뜯기, 외이도 염증)이 나타났습니다. 닭고기, 고구마 등 흔한 재료에서도 증상이 악화되어, 이후 자연식·아토피 사료로 교체하며 최적의 식단을 찾아갔습니다.

병원에서 아토피 주사(월 1회)와 경구약도 써봤지만 일시적인 완화에 그쳤습니다. 결국 (자연식 + 알레르기 유발 재료가 없는 사료)의 균형과, 식물성 허브 원료 한방약을 병용하는 것이 마루에게 가장 잘 맞는 치료법이었습니다.

식탐 문제

식탐이 매우 커서 초콜릿, 바닥에 떨어진 약 등 먹으면 안 되는 것을 흡수하듯 삼킨 적이 여러 번 있었습니다. 다행히 병원에서는 "소량이라면 괜찮다"는 진단을 받곤 했습니다.

유리조각 삼킴사건

마루가 세 살쯤 되었을 때, 아내가 떨어뜨린 유리그릇의 반찬을 유리조각과 함께 삼킨 사건이 있었습니다. 병원에서 구토 유발제와 위장 운동 촉진제를 써 대부분의 조각을 토해내고, 나머지는 대변으로 배출되어 3일 만에 퇴원했습니다. 천만다행이었죠.

기관 협착 증상

입양 초기부터 안아 올리면 '꺼억꺼억' 하는 거위소리를 내곤 했습니다. 나중에 알고 보니 이는 기관 협착증 증상 중 하나였습니다. 마루는 선천적으로 호흡기계 결함이 있었던 것으로 추정됩니다.

폐수종 증상

8살 무렵 평소보다 운동량이 많았던 날, 샤워 도중 물이 기도로 들어

갔는지 호흡이 불안정해졌습니다. 병원에서는 원인을 알 수 없는 특발성 폐수종으로 진단했고, 산소룸 치료 후 퇴원했습니다. 이후에도 비슷한 증상이 세 번 정도 재발했지만, 치료를 통해 회복했습니다.

지방종 및 수술 후 합병증

식탐으로 인해 체중이 늘어(7.3kg), 지방종이 여기저기 생겼습니다. 음낭 부위의 부종은 수술이 필요할 만큼 커졌고, 제거 수술 후 갑작스런 폐수종·폐렴이 발생했으나 10일간 치료 후 퇴원했습니다.

당뇨 진단

11세 무렵, 입 주변 지방종 치료 후 스테로이드 복용으로 인한 빈뇨 증상이 나타났고, 1형 당뇨로 진단받았습니다. 이후 아내가 인슐린을 직접 주사하며 2년 이상 비교적 건강하게 지냈습니다.

마지막 나날

무지개다리를 건너기 3일 전, 췌장염 수치 상승과 구토·식욕 부진이 나타나 입원했으나, 토사물로 인한 오연성 폐렴으로 깨어나지 못했습니다. 다행히 백내장, 신부전, 케톤산증, 말초신경염 등은 나타나지 않았습니다. 이는 오랜 기간 복용한 한방과립제와 한약 덕분이라 생각합니다.

* 마루를 위해 처방했던 Self-Medication

아토피 증상 완화 - 황련해독탕(黃連解毒湯)

체열 상승과 심한 가려움으로 잠을 잘 못잘 때 '황련해독탕'을 소량 복용시켰습니다. 1일 복용만으로도 가려움이 줄고 숙면을 취하는 모습을 보였으며, 이후 피부 상태도 호전되었습니다.

폐수종 완화 - 오령산(五苓散)

음수 후 일시적인 호흡곤란 시 오령산 과립을 복용시키고, 산소룸에서 휴식하게 했습니다. 수분 대사를 돕는 효과 덕분인지, 병원에 가지 않고도 증상이 완화되었습니다.

당뇨 초기 갈증·빈뇨 완화 - 백호탕(白虎湯)·육미지황탕(六味地黃湯)

인슐린 투여 전, 갈증과 빈뇨를 완화하기 위해 백호탕을 사용했습니다. 이후 육미지황탕을 물약으로 만들어 복용시켰고, 인슐린 주사와 식이요법과 병행하며 혈당 안정에 큰 도움이 되었습니다. 결과적으로 체중은 초기 7.3kg에서 5kg대로 떨어졌다가, 최종적으로 6.5kg로 안정되었습니다.

디스크 증상 - 당귀수산(當歸鬚散)

당뇨 관리 중 일시적으로 걷지 못한 적이 있었으나, 당귀수산 과립을 1~2일 복용 후 다시 걸을 수 있었습니다.

주사바늘 상처에 의한 염증 – 탁리소독음(托裏消毒飲)

  매일 2회의 정기적인 인슐린 투여로 주사자국 부위에 가끔 빨간 염증과 부종이 발생하곤 했습니다. 그 때마다 탁리소독음을 복용하면 다음날 염증과 부종이 깨끗하게 사라졌습니다. (물약으로 준비할 때에는 인삼을 빼고 달여, 복용시켰습니다)

  마루가 무지개다리를 건너기 전, 그 동안 발생했던 증상들과 그에 대한 병원 및 한약적 대응 기록을 정리해 보았습니다.

  한약은 알고 있었지만 동물에 대한 지식이 부족했던 탓에 미숙한 대처도 있었으나, 14년의 기록을 되돌아보니 마루의 삶이 한 편의 그림처럼 떠오릅니다.

  저희 마루와 같은 반려견을 키우시는 분들께 이 글이 작은 도움이 되길 바라며, 여러분의 반려견이 세상을 떠나는 그날까지 행복한 기억만을 남기시길 바랍니다.

에필로그

올여름 역시 작년 못지않게 온난화의 영향을 크게 받은 시기였습니다. 계절과 날씨는 약국을 찾는 환자들의 증상 유형을 결정하는 중요한 변수이죠. 길어진 더위에 지쳐 체력을 보충할 수 있는 약을 찾는 분들이 있었고, 비교적 외출하기 좋은 날씨 덕분에 시원한 곳을 찾아다니다가 낯선 먹거리로 속병이 생겨 도움을 요청하시는 분들도 계셨습니다. 예년보다 비중은 줄었지만, 여전히 냉방병으로 고생하며 약국을 방문하시는 분들도 적지 않았죠.

지난 3개월 동안 틈틈이 글을 쓰면서 동시에 약국에서 여러 고객을 상담하다 보니, 저 스스로도 다시 한 번 한방약 공부에 깊이 몰입하는 의미 있는 시간이었던 것 같습니다.

다만 제 글솜씨가 부족해, 이 책을 읽은 분들께서 과연 한방약의 가치와 활용 방법을 얼마나 체감하실 수 있을지 조금은 걱정되기도 합니다. 그저 재미있게 읽었다고 말씀해 주신다면 그것만으로도 저는 충분히 만족합니다.

어차피 한방 공부란 본래 '재미'에서 시작되는 학문이라고 생각하기 때문입니다.

그래서 이 책이 독자분들께서 한방의 세계에 발을 들이는 첫 계기가 되기를 바라고, 이후 보다 깊고 진지한 한방약학의 여정 속에서 분명 크고 의미 있는 보상을 얻어 가시리라 믿습니다.

끝으로, 어린 시절의 목표와는 전혀 다른 길을 걷고 있는 아들을 묵묵히 지켜봐 주시고 격려해 주시는 아버지께 진심으로 감사드립니다.

하루빨리 건강을 회복하셔서 예전처럼 집 밖을 활기차게 걸어 다니는 모습을 다시 볼 수 있기를 진심으로 기원하겠습니다.

약국에서 바로 쓰는
한방과립제
30처방 활용법

초판 1쇄 인쇄 2026년 1월 15일
초판 1쇄 발행 2026년 1월 20일

저 자 | 정연홍
발 행 인 | 정동명
디 자 인 | 서재선
인 쇄 소 | (주)재능인쇄

펴 낸 곳 | (주)동명북미디어 도서출판 정다와
주   소 | 경기도 과천시 뒷골1로 6 용마라이프 B동 2층
전   화 | 02)3481-6801
팩   스 | 02)6499-2082
홈페이지 | www.dmbook.co.kr / www.kmpnews.co.kr

출판신고번호 | 2008-000161
ISBN | 978-89-6991-061-5(93510)
정가 20,000원